Hefte zur Zeitschrift „Der Unfallchirurg"

Herausgegeben von:
L. Schweiberer und H. Tscherne

240

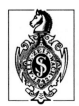

U. Obertacke   K.P. Schmit-Neuerburg
H. Redl   G. Schlag

Lokale und systemische Reaktionen nach Lungenkontusion

Eine experimentelle und klinische Studie

Mit 48 Abbildungen

Springer-Verlag
Berlin Heidelberg New York
London Paris Tokyo
Hong Kong Barcelona
Budapest

Reihenherausgeber

Professor Dr. Leonhard Schweiberer
Direktor der Chirurgischen Universitätsklinik München-Innenstadt
Nußbaumstraße 20, D-80336 München

Professor Dr. Harald Tscherne
Medizinische Hochschule, Unfallchirurgische Klinik
Konstanty-Gutschow-Straße 2, D-30625 Hannover

Autoren

Priv.-Doz. Dr. med. Udo Obertacke
Abteilung für Unfallchirurgie, Universitätsklinikum Essen
Hufelandstraße 55, D-45122 Essen

Professor Dr. Ing. Heinz Redl
Ludwig-Boltzmann-Institut für klinische und experimentelle Traumatologie
Donaueschingenstraße 13, A-1200 Wien

Professor Dr. med. K.P. Schmit-Neuerburg
Abteilung für Unfallchirurgie, Universitätsklinikum Essen
Hufelandstraße 55, D-45122 Essen

Professor Dr. med. Günter Schlag
Ludwig-Boltzmann-Institut für klinische und experimentelle Traumatologie
Donaueschingenstraße 13, A-1200 Wien

ISBN 3-540-58168-5 Springer-Verlag Berlin Heidelberg NewYork

Die Deutsche Bibliothek – CIP-Einheitsaufnahme

[Der Unfallchirurg/Hefte] Hefte zur Zeitschrift "Der Unfallchirurg" . - Berlin ; Heidelberg ; New York ; London ; Paris ; Tokyo ; Hong Kong ; Barcelona ; Budapest : Springer.
   Früher Schriftenreihe
   Bis 226 (1992) u.d.T.: Hefte zur Unfallheilkunde
   Fortlaufende Beil. zu: Der Unfallchirurg
NE: HST
240. Lokale und systemische Reaktionen nach Lungenkontusion. - 1994
Lokale und systemische Reaktionen nach Lungenkontusion: eine experimentelle und klinische Studie /
U. Obertacke ... - Berlin ; Heidelberg ; New York ; London ; Paris ; Tokyo ; Hong Kong ; Barcelona ; Budapest :
Springer, 1994
   (Hefte zur Zeitschrift "Der Unfallchirurg" ; 240)
   ISBN 3-540-58168-5
NE: Obertacke, Udo

Dieses Werk ist urheberrechtlich geschützt. Die dadurch begründeten Rechte, insbesondere die der Übersetzung, des Nachdrucks, des Vortrags, der Entnahme von Abbildungen und Tabellen, der Funksendung, der Mikroverfilmung oder der Vervielfältigung auf anderen Wegen und der Speicherung in Datenverarbeitungsanlagen, bleiben, auch bei nur auszugsweiser Verwertung, vorbehalten. Eine Vervielfältigung dieses Werkes oder von Teilen dieses Werkes ist auch im Einzelfall nur in den Grenzen der gesetzlichen Bestimmungen des Urheberrechtsgesetzes der Bundesrepublik Deutschland vom 9. September 1965 in der jeweils geltenden Fassung zulässig. Sie ist grundsätzlich vergütungspflichtig. Zuwiderhandlungen unterliegen den Strafbestimmungen des Urheberrechtsgesetzes.

© Springer-Verlag Berlin Heidelberg 1994
Printed in Germany

Die Wiedergabe von Gebrauchsnamen, Handelsnamen, Warenbezeichnungen usw. in diesem Werk berechtigt auch ohne besondere Kennzeichnung nicht zu der Annahme, daß solche Namen im Sinne der Warenzeichen- und Markenschutz-Gesetzgebung als frei zu betrachten wären und daher von jedermann benutzt werden könnten.

Produkthaftung: Für Angaben über Dosierungsanweisungen und Applikationsformen kann vom Verlag keine Gewähr übernommen werden. Derartige Angaben müssen vom jeweiligen Anwender im Einzelfall anhand anderer Literaturstellen auf ihre Richtigkeit überprüft werden.

Satz: M. Masson-Scheurer, D-66424 Homburg/Saar
Herstellung: PRO EDIT GmbH, D-69126 Heidelberg
SPIN: 10129644   24 /3130-5 4 3 2 1 0 - Gedruckt auf säurefreiem Papier

Inhaltsverzeichnis

1	**Einleitung**	1
1.1	Übersicht der Probleme und der klinischen Fragestellungen	1
1.2	Stand der Forschung	2
1.2.1	Historischer Überblick	2
1.2.2	Aktuelles pathophysiologisches Konzept der Lungenkontusion	14
1.3	Studienfragestellungen	15
2	**Methoden**	17
2.1	Klinische Untersuchungen	17
2.1.1	Retrospektive Analyse eines Kollektivs schwer-mehrfachverletzter Patienten	17
2.1.2	Klinische Beobachtungsstudie	18
2.1.3	Prospektive klinische Studie: Mechanismen der Lungenkontusion	21
2.2	Experimentelle Untersuchungen	23
2.2.1	Versuchstier	23
2.2.2	Narkose und Instrumentation, Monitoring, Therapieregime	24
2.2.3	Technik der experimentellen isolierten Lungenkontusion/Kontrollen	26
2.2.4	Untersuchungsprotokoll	27
2.2.5	Datenerfassung und -verarbeitung, statistische Auswertung	30
2.2.6	Vorversuche zur Methodik	30
3	**Ergebnisse**	32
3.1	Retrospektive Analyse eines Kollektivs schwer-mehrfachverletzter Patienten	32
3.2	Klinische Beobachtungsstudie	33
3.2.1	Ergebnisse der BAL-Daten	33
3.3	Prospektive klinische Studie	34
3.3.1	Ergebnisse der BAL-Daten	34
3.4	Experimentelle Untersuchungen	40
3.4.1	Reaktionen des Modells, Schädigungsausmaß/Morphologie	40

3.4.2	Hämodynamische und lungenfunktionelle Reaktionen nach experimenteller isolierter homolateraler Lungenkontusion	45
3.4.3	Lokale alveoläre Reaktionen nach experimenteller isolierter homolateraler Lungenkontusion	55
3.4.4	Systemische Reaktionen nach experimenteller isolierter homolateraler Lungenkontusion	65
4	**Diskussion**	68
4.1	Einordnung der klinischen Ergebnisse	68
4.2	Gültigkeit des experimentellen Modells der isolierten homolateralen Lungenkontusion	70
4.3	Angewandte Untersuchungsmethoden	71
4.4	Umsetzung der experimentellen und klinischen Ergebnisse	73
4.4.1	Auswirkungen einer Lungenkontusion	73
4.4.2	Therapeutische Optionen	74
5	**Zusammenfassung**	78
Literatur		81
Sachverzeichnis		92

Abkürzungsverzeichnis

AIS	„Abbreviated Injury Scale" (s. 2.1.1) (anatomischer Verletzungsschweregrad)
AMV	Atemminutenvolumen
ARDS	„Adult respiratory distress sydrome" (gebräuchliche Kurzform für das progressive Lungenorganversagen)
AZV	Atemzugvolumen
BAD	Beatmungsdauer [verwendet in Abbildungen und Tabellen]
BAL	Bronchoalveoläre Lavage (s. 2.1.2.2)
CL	Kontralaterale Lunge (gegenüber der kontusionsverletzten Lunge, verwendet in Abbildungen und Tabellen)
DO_2	„O_2-Delivery" (Sauerstofftransportkapazität)
ELF	„Epithelial Lining Fluid" (s. 2.1.3.2.2 alveolärer Oberflächenfilm)
HZV	Herzzeitvolumen
ISS	„Injury severitiy score" (s. 2.1.1, vom AIS abgeleiteter Verletzungsschweregradscore)
K	Kontusionierte Lunge (verwendet in Abbildungen und Tabellen)
MAP	„Mean Arterial Pressure" (mittlerer arterieller Blutdruck)
MOV	Multiorganversagen (s. 2.1.1.1)
PAP	„Pulmonary Arterial Pressure" (mittlerer Pulmonalarteriendruck)
p_aCO_2	CO_2-Partialdruck im arteriellen (a) Blut
p_aO_2	CO_2-Partialdruck im arteriellen (a) Blut
p_aO_2/F_IO_2	(sog. Horovitz-Quotient) Oxygenierungsquotient
PCWP	Pulmonary Capillary Wedge Pressure" (pulmonalkapillarer Verschlußdruck)
PC	Phosphatidylcholin (Phospholipid des Surfactant)
PE	Phosphatidylethanolamin (Phospholipid des Surfactant)
PI	Phosphatidylinositol (Phospholipid des Surfactant)
PG	Phosphatidylglycerol (Phospholipid des Surfactant)
PMN	Polymorphkernige neutrophile Granulozyten
PMP	Pulmonal mikrovaskuläre Permeabilität (s. 2.1.3.3)
PTS	Polytraumaschlüssel (s. 2.1.2.1 anatomischer Verletzungsschweregradscore)

PVR	„Pulmonary vascular Resistance" [(errechneter) Widerstand in der Lungenstrombahn]
R_i	„Recruitment-Index" (s. 2.1.3.3 biophysikalischer Surfactant-Funktionsindex)
S	„Sham-Gruppe" (Kontrollgruppe)
$S_aO_2(S_vO_2)$	O_2-Sättigung im arteriellen (a) bzw. im gemischtvenösen (v) Blut
S_i	„Stability-Index" (s. 2.1.3.3 biophysikalischer Surfactant-Funktionsindex)
SMV	Schwer-Mehrfachverletzte Patienten (verwendet in Abbildungen und Tabellen)
SPH	Sphingomyelin (Phospholipid des Surfactant)
T°	Körpertemperatur
TCC	„Terminal Complement Complex" (terminale Sequenz von klassischem und alternativem Aktivierungsweg)
TPR	„Total peripheral Resistance" [(errechneter) Widerstand im großen Kreislauf]
VO_2	Sauerstoffverbrauch

1 Einleitung

1.1 Übersicht der Probleme und der klinischen Fragestellungen

Das Krankheitsbild einer stumpfen Kontusionsverletzung der Lunge ist in der Medizin seit Jahrhunderten bekannt. Jedoch erst seit dem 2. Weltkrieg setzt sich die Auffassung durch, daß es sich bei der Lungenkontusion um eine eigene klinische Entität handelt. Ihre pathophysiologischen Auswirkungen treten unabhängig von den nahezu immer vorhandenen Begleitverletzungen auf und bedürfen der Behandlung. Die Lungenkontusion als Parenchymschädigung wird heute nicht mehr nur als bloße „Erweiterung" einer Thoraxwandverletzung angesehen. Sie ist hinsichtlich ihrer Ursache, ihren pathophysiologischen Folgen und ihren funktionellen Auswirkungen von dem oft mit ihr zusammen auftretenden und zu beurteilenden Syndrom der instabilen Thoraxwand abgrenzbar.

Trotz dieser Fortschritte kann heute das gesicherte Wissen um die Lungenkontusion wie 1955 durch Löhr [19] – mit Einschränkungen – zusammengefaßt werden:

> „Immer wieder wird die Beurteilung einer Thoraxverletzung ernster ausfallen, wenn die Diagnose Kontusionspneumonie gestellt wurde. Um so auffallender ist es, daß eine gewisse Unsicherheit der ätiologischen Vorstellung besteht, daß klare therapeutische Richtlinien nirgends zu finden sind, und daß über Spätfolgen keine Mitteilungen vorliegen."

Auf den heutigen Kontext bezogen, würde man die bestehenden Probleme so formulieren:

Die Diagnose der Lungenkontusion ist oftmals unmittelbar nach dem Unfall nicht eindeutig zu stellen und erst nach einem unterschiedlich langen zeitlichen Intervall zu sichern. Belegt ist, daß die Lungenkontusion im Zusammenwirken mit weiteren Unfallschäden die Gesamtverletzungsschwere und ihre Folgen potenziert [157, 217]; dazu gehören die Letalität, aber auch die Beatmungs- und Behandlungsdauer sowie die Kosten [64]. Insbesondere ist die Lungenkontusion, wie eine Reihe weiterer direkter Lungenschäden (Aspiration, Inhalationstrauma, Reizgasvergiftung etc.) ein wesentlicher Trigger des progressiven Lungenversagens [5, 18, 152, 157].

Dennoch bestehen nur lückenhafte Daten und Hypothesen über die pathophysiologischen Grundmechanismen der Lungenkontusion und ihrer Auswirkungen, gerade im Zusammenhang mit Begleitverletzungen.

Dieses derzeit begrenzte Wissen führte dazu, daß z.Z. einander genau widersprechende therapeutische Empfehlungen [22, 38, 101, 193 versus 16, 55, 135, 203] für die Wahl des Operationszeitpunkts und des Operationsverfahrens bei stammnahen Frakturen mit begleitender Lungenkontusion [106, 149] diskutiert werden.

Weiterhin ist unklar, ob die Lungenkontusion – ggf. mit Residuen – ausheilt [107], oder ob viel häufiger als derzeit angenommen, eine „posttraumatische Pseudocyste" [34, 53, 59, 126, 129, 202] ggf. mit Sekundärinfektion resultiert und allein schon dadurch die hohe Inzidenz von Komplikationen im Verlauf nach Lungenkontusionen erklärt werden kann.

1.2 Stand der Forschung

1.2.1 Historischer Überblick

Bei der Aufarbeitung der Literatur zur klinischen Problematik der Lungenkontusion sind historisch 4 Zeiträume zu unterscheiden, in denen die entsprechenden Untersuchungen sowohl inhaltlich neue Aspekte aufgreifen konnten als auch rein zahlenmäßig Schwerpunkte bildeten. Diese Zeiträume sind dabei zum einen durch äußere Anlässe mit vermehrtem Auftreten der Lungenkontusion gekennzeichnet (Kriegsereignisse, zunehmender Straßenverkehr) und zum anderen durch Entwicklungssprünge in den diagnostischen Möglichkeiten (klinische Untersuchung, Obduktion, Röntgen, Blutgasanalyse, experimentelle Modelle, Computertomographie).

1.2.1.1 Zeitraum um die Jahrhundertwende

Publikationen aus dieser Zeit [40, 117, 151, Übersicht bei 60] behandeln Kasuistiken über zumeist tödliche Unfälle vorwiegend junger Menschen nach Einwirkung stumpfer, aber energiereicher Gewalt (Sturz aus großer Höhe [151] bzw. auf harte Kanten [117], Sturz vom Pferd [40, 151] oder Überfahren von Fußgängern durch Fahrzeuge [40, 60]. Die Autoren sind auf ihre klinischen und autoptischen Untersuchungen und die von ihnen betriebenen Recherchen über frühere Mitteilungen vergleichbarer Art angewiesen.

Die früheste Beschreibung einer „Lungenverletzung bei intaktem Thorax" wird dabei allgemein Morgagni um 1761 [nach 60 und 75] zugeschrieben. Weitere Mitteilungen über – aus heutiger Sicht und Kritik gesicherte – isolierte Lungenkontusionen stammen von Moore 1842 [nach 40] und Payne 1909 [151], wobei kombinierte intrathorakale Verletzungen bei ausdrücklich nichtverletzter Thoraxwand (meist Pneumothorax, Lungenlazerationen bzw. -rupturen und Hämatothorax kombiniert mit Lungenkontusionen) noch weitaus häufiger gesehen wurden [Übersichten bei 40 und 60].

Payne [151] faßt aufgrund seiner Recherchen und seiner eigenen Erfahrungen den Kenntnisstand und die Anschauungen seiner Zeit (1909) zusammen:

„If, then, we can place any reliance upon classical authors, it appears that:
1. There is such a thing as „contusion of the lung".
2. The lung must be contused without being lacerated.
3. Contusion or laceration of the lung may occur without there being any visible injury to the chest wall.
4. The lung may sustain dangerous injuries, and yet no alarming symptoms may show themselves for some hours.
5. Contusion of the lung may give rise to a dangerous form of pneumonia."

Damit war die eigenständige klinische Entität der Lungenkontusion definiert. Gesichert war auch schon das Wissen um eine zeitliche Verzögerung, bzw. ein „stummes Intervall" zwischen Trauma und ersten Symptomen bzw. klinisch erkennbaren Schäden. Pathophysiologisch galt von dieser Zeit an die Annahme einer „Kontusionspneumonie" [10, 111, 117, 119, 151, 229], d.h. einer durch den initialen, traumatischen Schaden in Gang gesetzten entzündlichen pneumonischen Reaktion. Als Substrat für diese Annahme hatten die damaligen Autoren lediglich den einer Pneumonie ähnlichen Auskultationsbefund, den subfebrilen bis febrilen klinischen Verlauf und zuletzt den autoptischen Befund.

Payne [151] scheiterte jedoch bei dem Versuch, die Kausalkette eines progressiven, letalen Verlaufs einer Lungenkontusion unter klinisch pneumonieähnlichen Symptomen vor Gericht gegenüber der Unfallversicherung durchzusetzen: Das Gericht befand für Recht (16.11.1908), daß ein Unfall (Sturz vom Dach) vorgelegen hatte, daß weiterhin der Verletzte an einer „Pneumonie" verstarb (71 h nach dem Unfall), der Unfall mit der Pneumonie jedoch nichts zu tun habe. Ein ähnlicher Fall in Deutschland wurde von Litten 1907 [117] begutachtet und zugunsten des Versicherten entschieden.

Ätiologisch wurde in diesem Zeitabschnitt als Ursache der diagnostizierten Lungenkontusionen überwiegend stumpfe und schwere (zivile) Gewalteinwirkungen beschrieben. Weiterhin wurden mechanische Bedingungen (Rippenelastizität bzw. -rigidität, Glottisschluß im Moment des Traumas) diskutiert, die für die Lungenschädigung ohne Thoraxwandschaden ursächlich sein könnten [40, 60, 151].

Külbs [111] konnte zudem bereits 1909 *experimentell* belegen, daß die Lungenschädigung bei der Kontusionsverletzung in ihrer Ausprägung (inkl. Ausbildung von „Contre-coup-Herden") von der Richtung der auf die Thoraxwand einwirkenden Gewalt abhängt. Es gelang ihm auch, selbst bei Vorliegen einer ausgedehnten Lungenkontusion, der für die Definition eines eigenen Krankheitsbildes wichtige Nachweis der unverletzten Thoraxwand. Zudem zeigte er posttraumatische morphologische Veränderungen auch in primär unverletzten Lungenarealen. Weitere in dieser Zeit durchgeführte experimentelle Untersuchungen [90, 169] befaßten sich schwerpunktmäßig mit den Bedingungen der Verletzungsentstehung, konnten jedoch noch keine pathophysiologischen Hypothesen zu den Auswirkungen der Verletzung begründen.

1.2.1.2 Zeitraum 40er und 50er Jahre

Die Untersuchungen und Ergebnisse aus diesem Zeitabschnitt sind gekennzeichnet durch die Erfahrungen aus der Behandlung der vielen Explosions- und Bombenverletzten des II. Weltkriegs, die entweder aufgrund verbesserter ziviler und militärischer Rettungsmethoden das primäre Trauma überlebten und systematisch untersucht werden konnten oder in großer Anzahl obduziert wurden [2, 32, 49, 119, 122, 186]. Die schon um die Jahrhundertwende bekannte Möglichkeit [151] der Verzögerung der Diagnose der Lungenkontusion bestätigte sich klinisch und experimentell. Dieses Problem konnte auch nicht durch die damals neuen und breit eingesetzten Röntgentechniken überwunden werden.

Aufgrund ihrer Ergebnisse und pathophysiologischen Postulate richtungsweisend bis in die 70er Jahre war die Arbeit von Burford (1945) [32]. Er berichtete über Erfahrungen an mehr als 1500 Thoraxverletzten während des II. Weltkriegs. Der Autor kam zu der Schlußfolgerung, daß bei *allen* Verletzungen des Thorax die Lunge mehr als die normale interstitielle und alveoläre Flüssigkeit „produziert". Daraus resultiert eine Vermehrung der Flüssigkeit im Bronchialbaum, die aber nicht zu mobilisieren ist. Burford prägte den Begriff der „traumatic wet lung", die in ihrer Ausprägung je nach Schwere des zugrundeliegenden Thoraxtraumas unterschiedlich sein kann, von der aber in jedem Fall der Ausgang der Verletzung entscheidend abhängt.

Als optimale Therapie galt zu dieser Zeit eine suffiziente Analgesie (zur Förderung der Expektoration) zusammen mit einer auch instrumentell (durch Katheter etc.) verbesserten Bronchialdrainage. Therapeutisch empfahl Martin [122] eine Schmerzausschaltung und intensive physikalische Therapie, zusätzlich diskutierte er auch den Einsatz der (damals starren) Bronchoskopie zur Verbesserung der Bronchialtoilette. Ferner vermied er in seinem Behandlungskonzept während der „aktuen Phase" – die er zeitlich nicht weiter definierte – zusätzliche Eingriffe in Allgemeinnarkose. Alfano [2], Avery [7] und Löhr [119] ergänzten die therapeutische Strategie in ihren Übersichtsartikeln um die Tracheotomie, die kontrollierte Beatmung und die Antibiose.

Weltkriegserfahrungen gingen auch in die Arbeiten von Martin [122] und Sealy [186] ein: Das morphologische und funktionelle Ergebnis der Verletzung an der Lunge war nach den gemachten Erfahrungen grundsätzlich fast unabhängig von der Art der einwirkenden Schädigungsform (Explosion, Projektile), vorausgesetzt, es handelte sich (auch) um stumpfe Gewalteinwirkung [186]. Es konnte festgestellt werden, daß die klinischen Folgen der Lungenkontusion nach einem Intervall von wenigen Stunden bis zu 7 Tagen einsetzen konnten [49], dann aber immer eine Risikoerhöhung für alle Begleitverletzungen darstellten [122]. Alfano [2], der als einer der ersten die Autoverkehrsunfälle als die wesentlichen zivilen Ursachen der Lungenkontusion aufführt, spricht von einer röntgenologischen „Bestätigung" der *klinischen* Diagnose der Lungenkontusion. Die alleinige Röntgenuntersuchung galt als nicht ausreichend und war ggf. sogar in der Lage, die Diagnose zu verschleiern [2]. Die entstehenden röntgenmorphologischen Zeichen der Lungenkontusion wurden auf eine Kombination aus Ödem und Hämorrhagie [186] zurückgeführt.

Pathopysiologisch schloß Löhr [119] mit dem Begriff der Kontusionspneumonie ab und schlug den Terminus „Kontusionssyndrom" vor, welches mit den klinischen Zeichen der schmerzhaften Atemnot, der Temperaturerhöhung und der „feuchten Lunge" mit Hämoptysis für die Erhöhung der Komplikationsraten ansonsten nicht deletärer Verletzungen verantwortlich sein sollte. Der Autor konnte auch Langzeitergebnisse vorlegen, die beim Überleben der Verletzung für eine Restitutio ad integrum sprachen.

Der Schmerz bzw. die schmerzhafte Dyspnoe hatte in dieser Zeitperiode eine zentrale Stellung in den Hypothesen zur Pathophysiologie der Lungenkontusion; er galt noch lange Zeit als bedeutsames Bindeglied zwischen der primären Verletzung und ihren mittelbaren Folgen [235].

Die *experimentellen* Ergebnisse dieser Zeit [47, 238] führten u.a. durch die als grundlegend angesehene Arbeit von Zuckerman [238] zu Kenntnissen über den notwendigen schädigenden Gewaltmechanismus der Kompression, über den zeitlichen Verlauf der Ödemausbreitung (< 24 h) – auch in primär unverletzten Lungenabschnitten – und die ödemverstärkende Wirkung einer gleichzeitig bestehenden Hypoxämie [47].

1.2.1.3 Zeitraum 60er und 70er Jahre

Diese Zeit ist gekennzeichnet durch eine sowohl klinisch wie experimentell sehr intensive Phase der Datensammlung und Forschung zur Lungenkontusion. Erstmals wurden systematisch auch heute noch grundlegende epidemiologische Daten zur Lungenkontusion von verschiedenen Arbeitsgruppen ermittelt (Literaturübersicht und -zusammenstellung in Tabelle 1) und Vorschläge zur Schweregradeinteilung der Lungenkontusion nach klinischen [168, 236] und röntgenologischen [58] Kriterien gemacht.

Aus den damaligen nur retrospektiv angelegten klinischen Studien gingen keine exakten Angaben zur Letalität der isolierten Lungenkontusion hervor – sicher auch aufgrund der zur damaligen Zeit diagnostisch nicht immer eindeutig voneinander trennbaren Zusatzverletzungen der Thoraxorgane bzw. der Thoraxwand. Weiterhin ist die Lungenkontusion aufgrund des auf großer Gewalteinwirkung beruhenden Unfallmechanismus nur selten eine isolierte Verletzung und oft Teil einer schweren Mehrfachverletzung [50, 163]. Sicher konnten diese Arbeiten (Tabelle 1) jedoch zeigen, daß das Zusammenwirken von Lungenkontusion und weiteren thorakalen und extrathorakalen Verletzungen die Sterblichkeit erheblich steigert. Allerdings schwanken die einzelnen Zahlenangaben und es liegen keine vergleichbaren Kontrollgruppen vor. Dennoch ist in den jeweils untersuchten Kollektiven die angegebene Letalität beim Vorliegen einer Lungenkontusion mit Zusatzverletzungen regelmäßig um ein Vielfaches höher als die Letalität im Gesamtkollektiv aller Thoraxtraumatisierten.

Die Verletzungsursachen betreffen in diesem Zeitraum überwiegend zivile Straßenverkehrsunfälle, nur vereinzelt erscheinen noch Kasuistiken über Verletzungen nach Kriegseinwirkungen [41, 124]. 50–80% [6, 50, 217] der Lungenkontusionen gehen auf Automobilunfälle zurück. Vergleiche mit früheren Zusammenstellungen zeigen eine deutliche Zunahme aller Thoraxverletzungen bei zivilen Unfällen [235]. Zudem werden Statistiken aus den Jahren 1965 [136] und 1975 [74] angegeben, die – im Zehnjahreszeitraum gleichbleibend – für jeweils etwa 1/8 der KFZ-Unfalltoten eine Lungenkontusion als mitursächlich angeben. Das mittlere Alter der Verletzten liegt bei 40 Jahren [176, 217], mit einem Anteil von > 57% der Verletzten in der Altersgruppe von 21–50 Jahren.

Schließlich wurde auch erkannt, daß die Lungenkontusion einen der wesentlichsten Trigger des posttraumatischen progressiven Lungenversagens (ARDS) darstellt [5, 18, 67, 75, 152, 157, 176]. In der Erstbeschreibung des oben genannten Syndroms durch Ashbough [5] hatten 7 der 12 vorgestellten Patienten ein Thoraxtrauma, davon 4 eine diagnostizierte Lungenkontusion.

Das regelmäßig auftretende Zeitintervall bis zur gesicherten Diagnose der Lungenkontusion wird besonders betont [2, 19, 21, 50, 74, 75, 200, 231] und mangels zusätzlicher Möglichkeiten der Frühdiagnostik die regelmäßge Kontrolle der Röntgen-

Tabelle 1. Literaturübersicht epidemiologischer Daten zur Lungenkontusion (isoliert bzw. im Rahmen einer umfassenden Thoraxverletzung bzw. eines Polytraumas; *TT* Thoraxtrauma, *LK* Lungenkontusion, *UZV* undifferenzierte Zusatzverletzungen, *PT* Polytrauma, *FC* flail chest [instabiler Thorax], *RSF* Rippenserienfrakturen). Daten über isolierte Lungenkontusionen sind in klinischen Studien schwer herauszuarbeiten; die Lungenkontusion mit Begleitverletzungen ist jedoch eindeutig, auch wenn die Verletzungsschweregrade nicht exakt definiert sind, mit einer erheblichen Letalität – sicher über der allgemeinen Letalität des Thoraxtraumas – belastet

Quelle [Jahr]	n [Diagnose]	davon Lungenkontusion (n [%])	Letalität Thoraxtrauma gesamt [%]	Letalität isolierte LK [%]	Letalität LK + Zusatzverletzung [%]
117 (1907)	19 (LK)	19			68 (+ UZV)
119 (1955)	493 (TT)	60			
50 (1965)	461 (TT)	47 (10,2)			32 (+ PT)
6 (1967)	635 (TT)	202 (31,8)	3,5	ca. 2	
85 (1968)	275 (TT)	52 (19)	26		
19 (1971)	284 (TT)	53 (18,7)	22	< 7	72–85 (RSF)
21 (1971)	90 (TT)	59 (65)	11,5		11,8 (+ UZV)
239 (1971)	581 (PT)	224 (38,5)			38,8 (+UZV)
222 (1971)	195 (TT)		28		
176 (1974)	102 (TT)	59 (58)	17,6		28,8 (+ UZV)
94 (1979)	388 (PT)	19 (4,9)			26,3 (+ UZV)
236 (1979)	651 (LK)	=			22 (+ UZV)
158 (1982)	144 (PT)	134 (93)			< 30 (+ UZV)
174 (1982)	427 (TT)	135 (31,6)			
217 (1985)	424 (LK)	=			23,1 (+ UZV)
38 (1988)	144 (TT)			16	42 (+ FC)
71 (1990)	407 (TT)	50 (12,3)	32,9		56 (+ PT)

thoraxübersicht sowie der jetzt etablierten Blutgasanalyse [19, 21, 74] und eine 24- bis 48stündige intensive Beobachtung gefordert [21, 74] (Abb. 1):

„Generally 24 h are required for clearence of these problems before it can be ascertained that a contusion is present [21]."

Das sich perikontusionell ausbildende Ödem wurde als wesentlicher pathogenetischer Faktor angesehen und ursächlich für den Zeitraum der klinischen Reaktionen und röntgenologischer Zeichen nach Lungenkontusion verantwortlich gemacht [58, 66, 147, 176].

Experimentelle Arbeiten zur Pathophysiologie, zum Schädigungsmechanismus und zur möglichen Therapie der Lungenkontusion wurden in großem Umfang durchgeführt (Übersicht in Tabelle 2):

Clemedson [39] und Fricke [65] ermittelten eine notwendige Stoßwelle von 10–60 bar Druckintensität in 150–200 µs, Lau [113] eine notwendige Aufschlaggeschwindigkeit über 15 m/s (54 km/h). Nach Hopkinson [23, 91] ist die resultierende Verletzungsschwere an der Lunge abhängig vom Verschlußzustand der Stimmritze: eine voll mit Luft gefüllte Lunge mit geschlossenen Atemwegen kann nach seinen Ergebnissen größeren Gewalten standhalten.

Die Zeitdauer bis zur maximalen Ausbildung der pathophysiologischen Folgen der Lungenkontusion – insbesondere des Ödems – wurde wiederholt auf 24–48 h eingegrenzt [58, 65, 66, 136]. Fricke [65] stellte in seinem Versuchsansatz fest, daß nach 12 h nur 1/4 bis 1/2 des Gesamtausmaßes der posttraumatischen Reaktionen abgelaufen waren.

Craven [43] konnte experimentell zeigen, daß die pathophysiologischen Folgen der Lungenkontusion unabhängig von einer gleichzeitigen Thoraxwandinstabilität bzw. einer Thorakotomie bestehen bzw. auftreten.

Nichols [136] ermittelte in seinen Versuchen, daß der aus der Lunge extrahierte Surfactant bis zu 24 h nach dem Trauma normale oberflächenspannungsverändernde Eigenschaften aufwies und erst danach pathologische Werte erreichte.

Richardson [173] zeigte zusätzlich, daß nach Lungenkontusion mit zusätzlichem Blutverlust die bakterielle Clearenceleistung der Lungen für Staphylococcus aureus und Klebsiella pneumoniae (auch in der nichtkontusionierten Lunge) nachließ.

Eine ganze Fülle von Untersuchungen befaßte sich mit möglichen therapeutischen Einflußmaßnahmen auf die pathophysiologischen Folgen der Kontusion:

Widersprüchliche Ergebnisse liegen zum Effekt von Kortikoiden vor [63, 199]. Kontrollierte Beatmung (CPPV) [85, 178, 214] und zusätzlicher PEEP [147, 178] wurden experimentell als wirksam dargestellt, ebenfalls Furosemid [214] und Aprotinin [56].

Die Rolle einer posttraumatischen Infusionstherapie wurde widersprüchlich eingeschätzt [1, 68, 130, 173, 178, 214], wobei die applizierten Infusionsvolumina sehr groß (bis zu 65 ml/kgKG/h [68]), aber nicht vergleichbar waren, andererseits jedoch die Kombination aus Volumentherapie und kontrollierter Beatmung günstig wirkte.

Fulton [66, 68] interpretierte seine Erkenntnisse zur Lungenkontusion so, daß in der Lunge die ansonsten in jedem verletzten Gewebe auftretenden interstitielle Ödembildung aufgrund der mit ihr verbundenen Verlängerung der Diffusionsstrecke einen Organfunktionsschaden verursacht (functio laesa), der aus der lokalen Verlet-

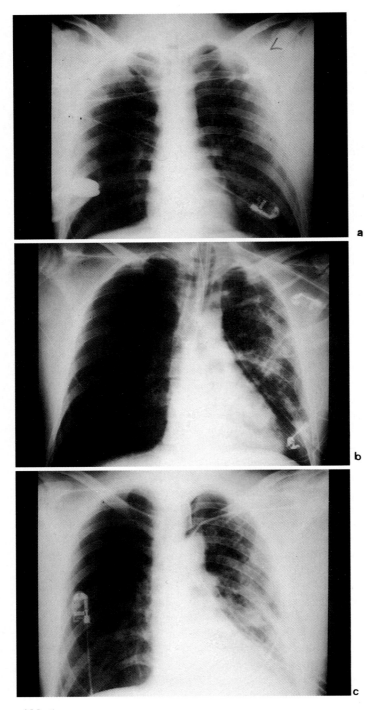

Abb. 1 a–c

zung eine Bedrohung des Gesamtorganismus macht. Um die Ausbildung des Ödems (und damit den Schaden und dessen Progression) zu limitieren, fordert der Autor das Monitoring des pulmonalarteriellen Drucks.

1.2.1.4 80er Jahre

Einen neuen Impuls erhielt die klinische Forschung zur Lungenkontusion durch die Erfolge der intensivmedizinischen Behandlung des Polytraumas mit Beginn der 80er Jahre: Die Forschung zielte auf neue Erkenntnisse zur Pathophysiologie der Verletzungsfolgen, zur Schweregradmessung der Schädigung [3, 36, 37, 52, 127, 144, 145] (Tabelle 3), zur Diagnostik und zum therapeutischen Management. Dabei wurde die Lungenkontusion insbesondere im Rahmen einer Mehrfachverletzung [Übersichten bei 64, 93, 100, 180, 211] sowie in ihrer Triggerfunktion für das progressive Lungenversagen [18, 57] untersucht.

Zur Schweregradeinteilung der Lungenverletzung konnte jetzt das Computertomogramm (CT) nicht nur klinisch erfolgreich eingesetzt werden [208, 220], auch experimentell [180] konnte eine 100%ige diagnostische Genauigkeit gegenüber dem autoptischen Standard erreicht werden. Die CT-Diagnostik ist zudem auch zeitnah nach dem Trauma nutzbar [53] (Abb. 2) und scheint damit auch die Bedingungen der Frühdiagnose der Lungenkontusion zu verbessern. Versuche, mit der Szintigraphie ähnliche Erfolge zu erzielen, scheiterten [125]. Auf Röntgenthoraxaufnahmen [58, 195, 210] bzw. Blutgasanalysen [236] fußende Klassifikationen blieben Grundlage der Diagnostik. Neu eingeführt wurden auch die diagnostischen Möglichkeiten der flexiblen fiberoptischen Bronchoskopie. Anhand klinischer Erfahrungen [102, 164, 165] und experimenteller Befunde [30, 31] konnten ödematöse und vulnerable Schleimhäute, verbreiterte bzw. verplumpte Carinae, sowie blutig-schaumige Ödemflüssigkeiten aus Lungensegmenten differentialdiagnostisch und speziell zur frühen Diagnostik der Lungenkontusion eingesetzt werden.

Abb. 1 a–c. Entwicklung der röntgenmorphologischen Zeichen der Lungenkontusion innerhalb der ersten 24 h nach Trauma. **a** Erste Thoraxübersichtsaufnahme im Schockraum < 1 h nach Trauma (PKW-Fahrer): Mantelpneumothorax links. Überblähung der rechten Lunge bei Intubation und Beginn der kontrollierten Beatmung durch den Notarzt am Unfallort. Klinisch bestehen oberflächliche Schürfungen links lateral an der Thoraxwand. **b** Kontrollaufnahme 10 h nach Trauma: Anlage einer Thoraxdrainage links nach Aufnahme a im Schockraum (kein Hämatothorax); Ausbildung von streifigen und fleckigen Verdichtungen im Unterfeld der linken Lunge. Überblähung der rechten Lunge bei kontrollierter Beatmung (PEEP 10 mmHg). **c** Kontrollaufnahme 24 h nach Trauma: Ausgebildete röntgenmorphologische Zeichen der Kontusion in der linken Lunge. Von links (V. subclavia) eingebrachter Swan-Ganz-Katheter zur Optimierung des kardiopulmonalen Monitorings (s. auch 4.4.3)

Tabelle 2. Übersicht ausgewählter experimenteller Untersuchungen zur Lungenkontusion in chronologisch geordneter Reihenfolge (*LK+* Modell Lungenkontusion plus Zusatzschädigung, *PP/D* Versuchsziel Pathophysiologie bzw. Diagnose der Lungenkontusion, *Klin* Versuchsziel klinische Verläufe, Zeichen etc. der Lungenkontusion, *Th* Therapieversuch, *Mech* Versuchsaufbau zur Klärung der Mechanismen der Schädigung bei Lungenkontusion, *Letal* kurzfristige Letalität durch die experimentelle Schädigung im Versuchsaufbau (sowiet vom Autor angegeben); – nicht vorhanden bzw. nicht berücksichtigt, + im Versuch berücksichtigt, ++ wesentlicher Versuchsinhalt, *OP* Thorakotomie und direkte experimentelle Schädigung (Quetschung), *Schuß* Schuß ohne Projektil gegen eine flach auf der Thoraxwand liegende Metallplatte)

Quelle	Jahr	Species	Schädigungsmodell	LK+	PP/D	Klin	Th	Mech	Letal
169	1901	Rabbit	Fallendes Gewicht	–	–	–	–	++	–
111	1909	Hund	Stock-Schlag	–	+	+	–	++	<5/8
090	1924	Diverse	Luftstoßwelle	–	–	–	–	++	–
238	1940	Diverse	Luftstoßwelle	–	–	–	–	++	–
047	1948	Hund	Fallendes Gewicht/tang. Schuß	+	+	++	–	–	3/21
039	1964	Rabbit	Luftstoßwelle	–	–	–	–	++	–
091	1968	Hund	Fallendes Gewicht	–	–	–	–	++	>>4,5%
136	1968	Hund	OP + fallendes Gewicht	–	++	+	–	+	–
131	1970	Hund	Schuß	–	+	++	–	++	–
066	1970	Hund	OP + Preßluft	–	++	++	–	+	–
178	1971	Hund	Fallendes Gewicht/Schuß	–	+	+	–	–	–
058	1971	Affe	Schleudersitzanprall	–	++	+	++	–	3/17
068	1973	Hund	OP + Preßluft	++	++	+	+	+	–
214	1973	Hund	Schuß gegen Metallplatte	–	+	+	++	–	–
056	1974	Ratte	OP + Quetschung	–	–	+	+	–	–
069	1974	Hund	OP + Preßluft	++	++	+	+	–	–
063	1974	Hund	Schuß gegen Metallplatte	–	+	+	++	–	–
199	1977	Ratte	Fallendes Gewicht	–	+	–	+	–	5–75%
043	1979	Hund	Schuß	–	++	–	++	–	–
173	1979	Hund	Schuß gegen Metallplatte	+	+	–	–	–	0%

ID	Year	Species	Method							
147	1979	Hund	Schuß gegen Metallplatte	–	+	+	+	–	–	–
113	1981	Rabbit	Aufschlaggerät	–	–	–	–	++	–	–
065	1982	Ratte	Preßluftschlag	–	+	+	+	+	–	20%
073	1984	Hund	Schuß gegen Metallplatte	–	++	–	–	–	–	–
035	1985	Ratte	OP + Quetschung	–	+	–	+	–	–	–
180	1986	Hund	Viehschußbetäubungsapparat	–	++	–	–	–	–	25–50%
044	1988	Rabbit	Luftstoßwelle	–	++	++	–	++	–	–
070	1988	Rabbit	Überdehnung (Beatmung)	–	–	–	–	++	–	–
099	1988	Dummy	Luftstoßwelle/Schuß	–	–	–	–	++	–	–
148	1991	Schaf	OP + Quetschung	++	+	+	–	–	–	6/16

Tabelle 3. Einordnung der Lungenkontusion in verschiedene anatomische Verletzungsschweregradscores: Die Punktezuteilung erfolgte bei diesen Scores aufgrund von Diskriminanzanalysen mit dem Zielpunkt der Prognose des Sterberisikos

Abbreviated Injury Scale (AIS) 1980 und 85/90 Revision [3, 37]	
Lungenkontusion	3–4
Oberschenkelfraktur	3
Beckentrümmerfraktur	4
30% Verbrennung 2–3°	3–4
Milzverletzung > 1000 ml	3
Maximaler Punktewert	5

Bewertungskatalog für Verletzungen (Essen 1982) [52]	
Lungenkontusion	3–4
Oberschenkelfraktur	2–3
Beckentrümmerfraktur	2–3
Milzruptur	2
Maximaler Punktewert	6

Polytraumaschlüssel (PTS) 1985 und 1989 Revision [144, 145]		
	1985	1989
Lungenkontusion	3–5	7–9
Oberschenkelfraktur	6–8	8–12
Beckentrümmerfraktur	2–5	3–12
Milzruptur	9	5
Maximaler Punktewert	15	16

H-ICDA-System „probability of mortality" [36, 127]	
Lungenkontusion	0,23
Oberschenkelfraktur	0,22
Beckentrümmerfraktur	0,18–0,33
Milzruptur	0,31

Durch die jetzt mögliche CT-Röntgendiagnostik des Thorax konnten aber auch im späten Verlauf einschmelzende intrapulmonale Herde diagnostiziert werden, die auf den a.-p.-Röntgenaufnahmen nicht erkennbar und in nicht wenigen Fällen (> 10% [53]) für späte (> 1 Woche) septische Komplikationen verantwortlich waren [34, 53, 59, 202].

Experimentell gelangen nur wenige neue Beiträge, die sich überwiegend mit den Bedingungen der Verletzungsentstehung befaßten [44–46, 70, 99]. Über das schon früher erarbeitete hinaus konnte gesichert werden, daß die Verletzungen der kontralateralen, von der Gewalt nicht direkt getroffenen Lunge, nicht (nur) auf einem klassischen „Contre-coup-Effekt" beruhen, sondern sich insbesondere da fanden, wo Lungenareale in nicht verformbaren Anteilen der Thoraxhöhle lagen [44–46]. Fung [70] konnte als Ursache der Ödementstehung Überdehnungen der alveolären Epithelmembran zeigen. Geller [73] fand das albuminreiche Permeabilitätsödem insbesondere perifokal um die eigentliche Kontusionszone herum ausgebildet. Pape [149] schließlich konnte eine Vemehrung der pulmonal-mikrovaskulären Permeabilität bei

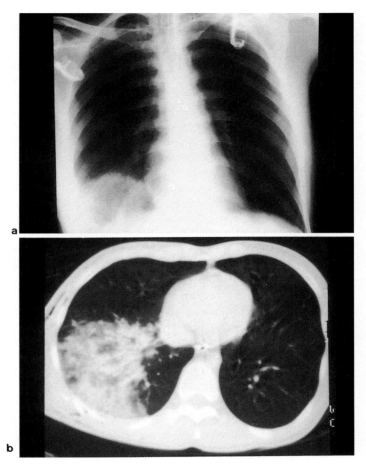

Abb. 2 a, b. Einschätzung von Verletzungsschwere und -ausmaß der Lungenkontusion durch CT. **a** PKW-Fahrerin 1 h nach Trauma: Thoraxübersichtsaufnahme im Schockraum bei kontrollierter Beatmung seit der Primärversorgung am Unfallort: Relativ scharf abgrenzbare Verdichtung im Unterfeld der rechten Lunge. Klinisch bestehen eben erkennbare Hautschürfungen dorsolateral am rechten Thorax. **b** CT-Untersuchung des Thorax 2 h nach Trauma: Ausgedehnte „keilförmige" Kontusion der rechten Lunge mit Beteiligung von 50% des Organquerschnitts, zusätzlich (Operationsdiagnose) Zwerchfell-, Leber- und Perikardruptur)

Lungenkontusion mit Schockgeschehen und zusätzlichen operativen Maßnahmen (Marknagelung) nachweisen.

Klinische Studien gaben Anhaltspunkte zum weiteren Verständnis der Pathophysiologie: Regel [167] konnte die Bedeutung der lokalen Reaktionen der polymorphkernigen Granulozyten nachweisen. Eigene Studien [40] zeigten die frühe Ausbildung eines proteinreichen alveolären Ödems in den kontusionierten Lungenbezirken und Anhaltspunkte für eine frühe lokale Aktivierung der polymorphkernigen Granulozyten.

Das Management der Lungenkontusion fußt auf der frühestmöglichen einzusetzenden kontrollierten Beatmung [14, 215, 217] mit PEEP [143, 154, 158, 217]. Die Rolle der Infusionsbehandlung wird differenzierter gesehen [26, 154, 212, 215] („forced dehydratation is condammed" [26]) und statt des in den 70er Jahren [68, 75] noch propagierten flüssigkeitsrestriktiven Behandlungsregimes ein subtiles, jedoch auch invasives Monitoring (PAP, RV-EF, EVLW, $EECO_2$) gefordert [68, 87, 154, 211, 212, 234]. Medikamentöse Zusatzbehandlungen spielen nur eine untergeordnete Rolle bzw. wurden verlassen [35, 38, 208, 215]. Bedeutung erlangten neue Behandlungsverfahren, die unter Beibehaltung der oben genannten Therapieprinzipien eine Optimierung des intensivmedizinischen Verlaufs unter Risikominderung ermöglichten: Allgemein anerkannt und übernommen wurden die „permissive hypercapnia" [25, 153, 192] und die dorsoventrale Wechsellagerung [25, 72, 192, 221].

Zu einem besonderen Problem wurde die Überlegung, ob bei Vorliegen einer Lungenkontusion Konsequenzen hinsichtlich der weiteren Behandlungsmaßnahmen (insbesondere Operationsverfahren) und der Versorgungszeiten zu ziehen sind [16, 38, 55, 106, 135, 148–150, 184, 203]. In der wissenschaftlichen Diskussion fordert eine Gruppe die Primärversorgung (< 24 h) insbesondere der stammnahen Extremitätenabschnitte auch für schwer Thoraxverletzte [38, 78, 101, 193] („fractures must be immobilized but not the patient" [38]), wobei andere [16, 55, 135, 148, 184, 203] eine zusätzliche Beeinträchtigung der durch die Kontusion schon „vorgeschädigten" Lunge durch die mittelbaren Folgen der operativen Versorgungsmaßnahmen befürchten. Grundlage dieser Befürchtung sind zum einen klinische Erfahrungen, daß auch nach operativen Stabilisierungen *isolierter* Femurfrakturen progressive Lungenversagen auftreten [16, 55], zum anderen retrospektive klinische Analysen [184, 203] und Untersuchungen des Mediatorenverhaltens nach Trauma [135].

Methodisch sind die oben genannten Analysen und begleitende experimentelle Untersuchungen [149, 150] bislang auf die Nutzung der Marknagelosteosynthese zur Stabilisierung der Femurfraktur beschränkt, so daß die entsprechenden Schlußfolgerungen zum Versorgungsprinzip auch nur für dieses Verfahren gelten können.

1.2.2 Aktuelles pathophysiologisches Konzept der Lungenkontusion
[Übersicht bei 103, 140, 183, 211]

Nach dem derzeitigen Kenntnisstand kommt es bei der Lungenkontusion zunächst zu einer – durch die interstitielle und intraalveoläre Blutung bedingten – primären Hypoxämie. Zusätzlich entsteht noch eine Abnahme der funktionellen Residualkapazität und der Compliance durch die Blutung und das resultierende Ödem. Über Gefäßkonstriktionen im pulmonalen Strombett resultiert eine Erhöhung des pulmonal-vaskulären Widerstands und hieraus eine Verstärkung des Ventilations-/Perfusions-Mißverhältnisses. Eine Permeabilitätssteigerung der pulmonal-mikrovaskulären Membranen verlängert die Diffusionsstrecke und soll über den interstitiellen und alveolären Plasmaeiweißaustritt zu einer direkten Schädigung der Surfactantfunktion und zu einem progredienten weiteren Alveolenkollaps führen.

Eine Lungenkontusion kann über die oben genannten Mechanismen in ihren Auswirkungen auf den Gasaustausch und den kleinen Kreislauf progressiv verlaufen und somit auch als isolierte Verletzung unbehandelt lebensbedrohliche Ausmaße annehmen; sicher aber ist eine so „vorgeschädigte" Lunge ein „locus minoris resistantiae" für neu auf das Organ einwirkende schädigende Einflüsse.

Bei Vorliegen einer Mehrfachverletzung und besonders im hämorrhagischen Schock treffen 2 *Schädigungen* die Lunge: zum einen unmittelbar die Kontusion, die in einem Bezirk der Lunge zu einer intraparenchymatösen Hämorrhagie führt, sekundär aufgrund der Permeabilitätsschäden von einem perifokalen proteinreichen Ödem umgeben wird und die oben genannten lokalen Folgereaktionen bedingt; zum zweiten die systemischen inflammatorischen Reaktionen nach der Mehrfachverletzung.

Wichtig erscheint aus der Sicht des gegenwärtigen Kenntnisstandes eine frühestmögliche Diagnose der Lungenkontusion sowie ein sehr subtiles, an den pathophysiologischen Mechanismen angelehntes Monitoring ihres Verlaufs. Bedeutsam sind ferner Erkenntnisse, die den Einfluß zusätzlicher operativer Maßnahmen nach Lungenkontusion validieren könnten.

1.3 Studienfragestellungen

Sowohl am mehrfachverletzten Patienten mit Lungenkontusion, als auch am Großtiermodell mit *isolierter* Lungenkontusion sollten – durch eine dem Unfallmechanismus des verletzten Menschen vergleichbare Schädigung – pathophysiologische Daten zur Entwicklung und zum Verlauf der Lungenkontusion gewonnen werden.

Insbesondere standen lokale pulmonale Reaktionen und deren ggf. systemische Auswirkungen im Vordergrund des vorgesehenen Untersuchungsspektrums.

Angenommen wurde, daß Veränderungen der pulmonal-mikrovaskulären Permeabilität und/oder Veränderungen des Surfactant und der lokalen und/oder systemischen Mediatorenfreisetzung sowohl zur Frühdiagnostik nutzbar sind, als auch pathogenetisch relevante Faktoren sind, die den eingetretenen Schaden der Lunge und seinen weiteren Verlauf im Sinne eines Verlaufsmonitorings objektivieren und definieren würden. Letzlich ist damit auch die Option einer therapeutischen Umsetzung der Untersuchungsergebnisse gegeben.

Folgende *Fragestellungen* liegen der vorliegenden Untersuchung zugrunde:

- Welche Häufigkeit und welchen Stellenwert bezüglich Letalität, Behandlungsdauer und Komplikationsdichte hat die Lungenkontusion in einem Kollektiv schwer-Mehrfachverletzter?
- Ist die (isolierte) Lungenkontusion eine progredente Erkrkankung, d.h. hat sie einen sich selbst unterhaltenden bzw. verstärkenden Verlauf, *unabhängig* von Begleitschäden an der Thoraxwand, von schmerzbedingten Epiphänomenen, aber auch von bestimmten therapeutischen Eingriffen? An welchen morphologischen oder funktionellen Veränderungen manifestiert sich die Progredienz? Sind diese Auswirkungen lokal auf die kontusionierte Lunge begrenzt oder führen sie zu weiteren, auch systemischen Folgen?
- Über welchen Mechanismus könnte die Lungenkontusion im Verbund mit anderen Unfallverletzungen potenzierend hinsichtlich der zu erwartenden Morbidität und Mortalität und insbesondere der pulmonalen Komplikationsdichte wirken?

- Welche Konsequenzen für das therapeutische Gesamtkonzept in der Behandlung eines Mehrfachverletzten werden durch eine Lungenkontusion bedingt?
- Welche lokalen Grundmechanismen der Lungenkontusion gibt es, die zur sicheren frühen Diagnosestellung, aber auch zum Monitoring im klinischen Verlauf dienen können? Sind diese Maßnahmen pathogenetisch bedeutsam und therapeutisch beeinflußbar?

2 Methoden

2.1 Klinische Untersuchungen

Die klinischen Untersuchungen (2.1.1 und 2.1.2) dienten zunächt der Gewinnung von Daten zur Bedeutung der Lungenkontusion und ihrer lokalen Mechanismen sowie der Entwicklung einer Hypothese zur Pathophysiologie dieser Verletzung, die dann experimentell (2.2) zu überprüfen war. Zweites Ziel der klinischen Studien (2.1.3) war dann, parallele Daten zur experimentellen Untersuchung zu gewinnen, um so eine Übertragbarkeit der Ergebnisse möglich zu machen.

2.1.1 Retrospektive Analyse eines Kollektivs schwer-mehrfachverletzter Patienten

Retrospektiv wurde eine konsekutive Reihe von 1000 schwer-mehrfachverletzten Patienten analysiert. Das Patientenkollektiv stammt aus dem Zeitraum vom 8.9.1975 bis 10.2.1991 und wurde nach Auswertung der Aufnahmebücher der unfallchirurgischen Intensivstation des Universitätsklinikums Essen zusammengestellt. Definitionskriterium eines schwer-mehrfachverletzten („polytraumatisierten") Patienten war das Erreichen einer Mindestverletzungsschwere von > 17 Punkten nach dem „Injury Severity Score" (ISS) [11] (Tabelle 4). Ausgeschlossen wurden Patienten mit isolierten Verletzungen und weiterhin Patienten, die innerhalb der ersten 4 h nach dem Unfall starben oder nach mehr als 24 h aus einem auswärtigen Krankenhaus verlegt wurden. Aufgrund der Errechnung des ISS über die Summe der quadrierten Punktwerte der schwersten Einzelverletzungen nach dem „Abbreviated Injury Scale" (AIS) [3] entstand so ein Patientenkollektiv mit mindestens 2 relevant verletzten Körperregionen, da der geforderte Punktwert von > 17 als Minimalanforderung entweder eine Verletzung mit der AIS-Klasse 4 (zusätzlich eine Zusatzverletzung der Schwereklasse > 1 nach dem AIS) oder 2 Verletzungen der Schwereklasse AIS 3 bedingt.

2.1.1.1 Datengewinnung

Protokolliert wurden nach den Krankenblattunterlagen das Alter der Patienten zum Unfallzeitpunkt (Jahre), die Beatmungsdauer auf der Intensivstation (Tage) (Intubationszeitpunkt bis zum Zeitpunkt der definitiven Beendigung mechanischer Beatmungsformen), die Gesamtverletzungsschwere nach der ISS-Einteilung, das Verletzungsspektrum nach den AIS-Regionen (Tabelle 4), ein eingetretenes Multiorganversagen (MOV) unter Beteiligung der Lunge (MOV-Punktwert > 4 nach Goris [79], gleichzeitig „Lung Injury Score" > 2,5 Punkte nach Murray [132]) und der The-

Tabelle 4. Übersicht über den AIS und den abgeleiteten ISS: Der AIS-Punktwert wird einem Katalog [3] von über 2000 definierten Einzelverletzungen entnommen. Die Punktwerte für die Einzelverletzung entsprechen Schweregradklassen, die nach der Versterbenswahrscheinlichkeit bestimmt werden. $ISS = AIS_1^2 + AIS_2^2 + AIS_3^2$; d.h. der ISS entsteht als Summe der Quadrate der 3 schwersten AIS-Punktwerte aus den vom AIS definierten Regionen [11]

AIS-Regionen:	1–3:	Kopf, Hals, Gesicht
	4:	Thorax
	5:	Abdomen
	6–8:	Skelett
AIS-Schweregradklassen:	1:	Geringfügig (Bagatelle)
	2:	Mäßige Verletzung
	3:	Schwere, nicht bedrohliche Verletzung
	4:	Lebensbedrohende Verletzung
	5:	Kritisch, Überleben unsicher
	6:	Tödliche Verletzung

rapieerfolg (Tod/Überleben). Die Diagnose der Lungenkontusion wurde retrospektiv den Krankenblattunterlagen entnommen und zusätzlich nach den Röntgenbefunden und den Verläufen der arteriellen Blutgasanalysen verifiziert.

2.1.1.2 Datenverarbeitung

Die erhaltenen Daten wurden zunächst als „Hardcopy" in einem Formblatt niedergelegt, danach rechnergestützt erfaßt und ausgewertet (Excel/Microsoft). Die Auswertung erfolgte hinsichtlich der Zusammensetzung des Gesamt- und der Teilkollektive (Alter, Verletzungsschwere, Verletzungsmuster etc.) und der sich daraus ergebenen Konsequenzen (Beatmungsdauer, MOV, Letalität). Die Darstellung der Ergebnisse erfolgte in Tabellenform als Mittelwerte mit Angabe der Standardabweichung.

2.1.2 Klinische Beobachtungsstudie

Eine offene klinische Beobachtungsstudie diente zur ersten orientierenden Erfassung und Analyse lokaler pulmonaler Reaktionen bei Vorliegen einer Lungenkontusion im Rahmen einer Mehrfachverletzung [139, 140] (Abb. 3).

2.1.2.1 Eingangskriterien und Studienprotokoll

Im Rahmen einer prospektiven klinischen Untersuchung an schwer-mehrfachverletzten Patienten (DFG IIB6-322239 [207]) wurden nach dem Studienprotokoll u.a. regelmäßig täglich bronchoalveoläre Lavagen (BAL, s. 2.1.2.2) mit dem Ziel durchgeführt, alveoläre Reaktionen nach hypovolämisch-traumatischem Schock zu erkennen. Die Mindestverletzungsschwere des oben genannten Kollektivs betrug 30 Punkte nach dem PTS von Oestern [144]. Das Altersspektrum war auf 15–65 Jahre einge-

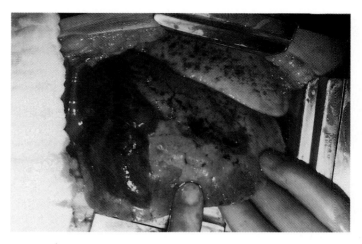

Abb. 3. Kontusion der Lunge am 2. Tag nach Trauma: Fotodokumentation anläßlich einer Thorakotomie zur Übernähung einer Lungenparenchymfistel. Zum morphologischen Vergleich der stumpfen experimentellen Parenchymverletzung s. Abb. 16 (3.4.1)

grenzt. Eine kardiale oder pulmonale Vorerkrankung galt, ebenso wie eine Vormedikation mit Steroiden, Proteinaseinhibitoren, Antihistaminika und Proteinlösungen bzw. kolloidalen Infusionen als Ausschlußkriterium. Die erste BAL wurde nach dem Studienprotokoll innerhalb der ersten 6–12 h nach dem Unfall abgenommen, die daran anschließenden BAL jeweils morgens (8.00 Uhr) an den Folgetagen über insgesamt 14 Tage.

In dieser Untersuchung wurden die BAL-Abnahmen bei den Patienten mit unilateraler Lungenkontusion ($n = 10$) innerhalb der ersten 48 h gleichzeitig in der kontusionierten Lungenregion (K) und in einem Segment der primär unverletzten, kontralateralen (CL) Lunge abgenommen. Die erhaltenen Daten wurden für die hier vorliegende Studie genutzt. Die Diagnose einer Lungenkontusion erfolgte unter Beachtung der anamnestischen, klinischen, radiologischen, funktionellen und bronchoskopischen Kriterien [30, 102, 164]. Patienten aus der obengenannten Studie ($n = 8$), die keine Lungenkontusion, jedoch ein sekundäres progressives Lungenversagen aufwiesen, galten wie Probanden [104] als Vergleichsgruppen zur Einordnung, Darstellung und Interpretation der erhaltenen Daten.

Auf eine Dokumentation des kardiopulmonalen Monitorings wurde bei den klinischen Studien (auch 2.1.3) verzichtet, da keine isolierte Lungenkontusion vorlag, zusätzlich immer ein (unterschiedlicher) Blutverlust zu berücksichtigen war und – im Unterschied zu den experimentellen Untersuchungen (2.2) – keine standardisierte Therapie, insbesondere hinsichtlich Narkosetiefe und Relaxation, möglich war.

2.1.2.2 BAL

Die BAL [4, 108, 134, 172, 185] erfolgte mit Hilfe eines flexiblen fiberoptischen Bronchoskops: Nach Inspektion und Schleimsäuberung des Tracheobronchialbaums sowie bronchoskopischer Bestätigung der Diagnose einer Lungenkontusion [30, 102, 164] wurde die Spitze des Instruments zunächst in ein Ostium eines kontralateral der Kontusion gelegenen, makroskopisch unverdächtigen Lungensegments und danach in ein Ostium eines sicher kontusionierten Lungensegments eingekeilt („wedge position") und die entsprechenden Segmente lavagiert. Es wurde dazu bei den kontrolliert beatmeten und analgosedierten Patienten eine Gesamtspülmenge von 10 x 10 ml NaCl 0,9% [141] verwendet.

Technische Voraussetzung für die BAL war eine Mindesttubuslumenweite von 8,5 mm bei Verwendung eines 4,9-mm-Endoskops (Pentax FB 15X). Die Aufrechterhaltung des Atemminutenvolumens während der BAL-Abnahme wurde durch Nachjustieren des Respirators und Weiterführung der Beatmung über einen Konnektor gesichert. Eine Mindestrückgewinnungsquote („Recovery") von 50% des Instillationsvolumens war Bedingung für die Annahme einer exakten BAL-Technik, ebenso der fehlende Nachweis von abgeschilferten Bronchialschleimhautzellen in der zytologischen Untersuchung.

Die Bedingungen der BAL-Abnahme inkl. Recovery und Lavagezeit wurden protokolliert. Hinsichtlich der Technik und Aufarbeitung der BAL wurde gemäß den vorgegebenen Standards und Richtlinien der internationalen Fachgesellschaften [8, 51, 108, 171] verfahren.

2.1.2.3 Untersuchungsparameter und -methoden

In dieser ersten Beobachtungsstudie wurden orientierend eine Reihe von Parametern, die aus dem Protokoll der oben genannten Untersuchung (2.1.2.1) zur Verfügung

Tabelle 5. Übersicht über die untersuchten Parameter und die verwendeten Methoden. Laboratorien: *1* Institut für Hygiene und Arbeitsmedizin (Staublungenforschung), Prof. J. Bruch *2* Abteilung für klinische Chemie und Biochemie der Chirurgischen Klinik München Innenstadt, Prof. M. Jochum *3* Institut für Immunologie Universität Heidelberg, Dr. G. Zilow und Dr. M. Kirschfink *4* Institut für Virologie und Immunologie, PD E. Kreuzfelder

Parameter	Methode	Labor
Chemolumineszenz (spontan)	LKB-Luminometer	1 Essen
Chemolumineszenz (zymosanaktiviert)	LKB-Luminometer	1 Essen
Polymorphk. neutrophil. Granulozyten	Zytozentrifugenausstrich	1 Essen
Komplexierte Elastase	Enzymimmunoassay	2 München
C3a	Radioimmunoassay	3 Heidelberg
α-2-Makroglobulin	Immunonephelometrie	4 Essen
Coeruloplasmin	Immunonephelometrie	4 Essen
Transferrin	Immunonephelometrie	4 Essen
α-1-Proteinaseinhibitor	Immunonephelometrie	4 Essen
Myeloperoxidase	Enzymimmunoassay	2 München
Laktoferrin	Enzymimmunoassay	2 München

standen, gemessen. Die angewandten Methoden wurden zusammengefaßt publiziert [207], eine Übersicht enthält Tabelle 5.

2.1.2.4 Datenverarbeitung und -darstellung

In Ermangelung eines internen Standards für die BAL in dieser Studie konnten die ermittelten Ergebnisse für alle untersuchten Parameter nur mit der Dimensionierung (Einheiten pro ml BAL) dargestellt werden. Somit war ein direkter Absolutwertevergleich nicht möglich. Die erhaltenen Daten aller untersuchten Parameter aus der BAL der kontusionierten Lunge wurden für die ersten 48 h als Mediane zusammengefaßt und den Daten der kontralateralen Lunge sowie den definierten Vergleichsgruppen (Normalprobanden, Patienten mit Polytrauma und progressivem Lungenversagen) gegenübergestellt. Um die Erkennung von Veränderungen und eine Einschätzung ihres Ausmaßes möglich zu machen, wurden dabei die jeweiligen maximalen oberen Normalwerte der gesunden Probanden für jeden untersuchten Parameter auf 1 gesetzt. Die Darstellung der Ergebnisse erfolgte in Tabellenform. Da die Vorgabe eine rein deskriptive Übersicht lokaler Reaktionen war, wurde auf eine statistische Auswertung verzichtet.

2.1.3 Prospektive klinische Studie: Mechanismen der Lungenkontusion

In Weiterführung des oben genannten Protokolls (2.1.2) wurden in einer prospektiv angelegten Studie (BMFT 01 KE 8912/8–11b) die begonnenen Untersuchungen fortgeführt. Es wurden wiederum bei Patienten mit homolateraler Lungenkontusion ($n = 10$) innerhalb der ersten 36 h beidseitige BAL abgenommen. Ziel war jetzt eine genaue Quantifizierung (2.1.3.2.2) von Veränderungen speziell ausgewählter lokaler Parameter in einem kontusionierten Lungensegment [PMN, pulmonal-mikrovaskuläre Permeabilität, Surfactantzusammensetzung, Surfactantfunktion (2.1.3.3)]. Die dazu verwandten Analysemethoden (2.1.3.3) entsprachen denen der experimentellen Untersuchung (2.2).

2.1.3.1 Eingangskriterien und Studienprotokoll

Die Eingangs- und Ausschlußkriterien entsprachen exakt den Angaben unter 2.1.2.1

2.1.3.2 BAL

2.1.3.2.1 Technik der BAL-Abnahme
Die Technik der BAL-Abnahme und das Abnahme- und Zeitprotokoll waren identisch mit der beschriebenen Methodik (2.1.2.2). Bei den ersten beiden BAL-Abnahmen (Zeitraum < 12. Stunde und Zeitpunkt 36. Stunde) erfolgten gleichzeitige bronchoalveoläre Lavagen in der kontusionierten und in der kontralateralen, primär unver-

letzten Lunge. Die Abnahmen erfolgten in der Reihenfolge: kontralaterale Lunge – kontusionierte Lunge. Die Aufarbeitung der rückgewonnenen BAL-Flüssigkeit wurde nach dem unter 2.2.4.5.3 beschriebenen Protokoll durchgeführt.

2.1.3.2.2 Bestimmung der Epithelial Lining Fluid (ELF)

Durch die Nutzung der von Rennard [170] angegebenen Methode war es in dieser Studie möglich, unter bestimmten Voraussetzungen (s. unten) mit Hilfe eines internen Standards (Harnstoff [Urea]) eine exakte Quantifizierung der Bestandteile der BAL durchzuführen: Es wurde mit Hilfe des Fickschen Prinzips der Anteil der alveolären Oberflächenauskleidung (ELF) errechnet, der durch den Spülvorgang der BAL tatsächlich herausgewaschen wurde und die Stoffkonzentration auf (ml ELF) bezogen:

$ELF \cdot (Urea)_{ELF} = BAL\text{-Recovery} \cdot (Urea)_{BAL}$ (Ficksches Prinzip).

Aufgrund des Urea-Molekulargewichts von 60 Dalton[1] kann eine freie Diffusion zwischen Blut und ELF angenommen werden: $(Urea)_{ELF} = (Urea)_{Plasma}$. Der Bezug einer Stoffkonzentration (mg/ml BAL-Recovery) auf die ELF macht den Rechenvorgang dann unabhängig von der BAL-Recovery:

$(Stoff)/ml\ ELF = (Stoff)/ml\ BAL \cdot (Urea)_{Plasma}\ ./.\ (Urea)_{BAL}$.

Voraussetzung für die Zulässigkeit dieser Rechnung ist nach Angaben von Marcy [121] und van de Graaf [81] eine Lavagezeit (= Urea-Nachdiffusionszeit) von unter 120 s, die somit zusätzlich zur Recovery > 50% und dem fehlenden Nachweis von Bronchialschleimhautzellen ein obligates Qualitätskriterium der BAL ist.

2.1.3.3 Untersuchungsparameter

Der prozentuale Anteil der polymorphkernigen neutrophilen Granulozyten (PMN) in der BAL-Flüssigkeit wurde nach Anfertigen eines Zytozentrifugenausstrichs (2.1.2.3) mit Pappenheim-Färbung bestimmt. Die pulmonal-mikrovaskuläre Permeabilität für Albumin wurde durch Bestimmung des Verhältnisses der Plasma- zur ELF-Albuminkonzentration nach beschriebener Methode [89, 142, 170] errechnet. Das Surfactantphospholipidspektrum (Gesamtphospholipide, Phosphatidylcholin, Phosphatidylethanolamin, Phosphatidylinositol, Phosphatidylglycerol, Sphingomyelin) wurde mit HPLC-Analytik [160] parallel über UV-Detektion bei 200–210 nm und mit dem Massendetektor (Sedex 45) bestimmt (J. Bruch, Institut für Hygiene und Arbeitsmedizin, Universitätsklinikum Essen). Zur Analyse der biophysikalischen Surfactantfunktion wurden Messungen auf dem Wilhelmy-Oberflächentensiometer (Biegler, Wien/A) nach beschriebener Methode [88, 187, 201] (Kompression 75% mit 63 mm²/s) durchgeführt (Ludwig-Boltzmann-Institut für experimentelle und klinische Traumatologie, Wien). Eingesetzt wurden 1 mg Phospholipide für jede Messung. Ausgewertet wurden die entstehende, von der Hysteresekurve umlaufene Fläche (cm²) sowie Funktionsindizes („Stability-Index" [137, 187] und „Recruitment-Index" [137]). Aus me-

---

[1] Veraltete atomare Maßeinheit: 1 Dalton = $1{,}66018 \cdot 10^{-24}$ g.

thodischen Gründen (verfügbare Menge der BAL-Flüssigkeit) konnten die Messungen auf dem Wilhelmy-Oberflächentensiometer nur durch Pooling der Proben (12. und 36. Stunde) erfolgen, und somit nur den Vergleich: kontusionierte Lunge – kontralaterale Lunge – Normalprobanden ermöglichen.

Normalwerte für die oben genannten Parameter lagen aus eigenen Studien mit Probanden [104, 142], sowie aus Übersichtsarbeiten [89, 115, 137, 185] vor (2.1.3.3).

2.1.3.4 Datenverarbeitung und statistische Auswertung

Die resultierenden Ergebnisse wurden PC-gestützt (Excel/Microsoft) zusammengefaßt und ausgewertet. Die Auswertung und Darstellung erfolgte für beide BAL-Meßzeitpunkte (angegeben als 12. und 36. Stunde) unter Errechnung der Mittelwerte mit Angabe des Standardfehlers des Mittelwerts unter gemeinsamer Darstellung der Werte aus der kontusionierten und der kontralateralen Lunge. Eine statistische Analyse erfolgte mit Hilfe des t-Tests für unverbundene Stichproben. Das Signifikanzniveau wurde auf $p = 0{,}05$ festgelegt (s. auch 2.2.7).

2.2 Experimentelle Untersuchungen

Die experimentellen Untersuchungen dienten der systematischen Datengewinnung bei Vorliegen einer isolierten Lungenkontusion unter den Bedingungen einer fortdauernden Narkose: Die erhaltenen Ergebnisse können somit zum einen unabhängig von Epiphänomenen, z.B. Schmerz, Hypoxämie, Zusatzverletzungen etc. interpretiert werden, zum anderen sind im Experiment der isolierten Lungenkontusion neben Untersuchungen, die die lokalen Reaktionen der Lunge beschreiben, auch valide Messungen von Parametern möglich, die eine Auswirkung der Lungenkontusion auf extrapulmonale Regionen zeigen (kardiopulmonale Reaktionen, systemische Mediatoraktivierung etc.).

2.2.1 Versuchstier

Es wurden Deutsche Edelschweine (Läufer) mit einem mittleren Körpergewicht von 27 kg aus dem Lehr- und Forschungsgut der Veterinärmedizinischen Universität Wien in Kremesberg/A verwendet. Haltung, Pflege und Fütterung erfolgten nach einer vorgegebenen „standard operating procedure" für die Haltung von Schweinen.

2.2.1.1 Tierversuchsgenehmigung

Die tierexperimentellen Untersuchungen fanden im *Ludwig Boltzmann-Institut für experimentelle und klinische Traumatologie in Wien (Leiter: Prof. Dr. G. Schlag)* in der Zeit vom 26.5.1992–3.7.1992 statt.

Das Institut ist mit Bescheid vom 27.08.1991 als Tierversuchseinrichtung anerkannt (MA 58–2174/91). Der Forschungsantrag „Pathogenese und Beeinflußbarkeit von lokalen alveolären und systemischen Reaktionen nach standardisierter Lungenkontusion im Schweinemodell" wurde mit Datum vom 26.5.1992 (MA 58–1321/92) vom Amt der Wiener Landesregierung für die Dauer von 2 Jahren genehmigt.

2.2.2 Narkose und Instrumentation, Monitoring, Therapieregime

2.2.2.1 Versuchsbeginn und Instrumentation

Die Tiere wurden 1 Woche vor dem Versuch eingestellt und täglich klinisch untersucht. Die Haltung erfolgte in Gruppen. Nach nächtlicher Nahrungskarenz wurde die Konditionierung der Tiere durch i.m.-Prämedikation mit einer Mischspritze Azaperon 4 mg/kgKG und Metomidat 2 mg/kgKG sichergestellt.

Nach 15 min folgte eine i.m.-Gabe von Ketamin 10 mg/kgKG, nach weiteren 15 min wurde an der Ohrvene ein i.v.-Zugang geschaffen und Thiopental 1–3 mg/kgKG nach Wirkung zur Intubation appliziert. Die Intubation der Tiere (Tubusgröße 7–8 mm) erfolgte in Rückenlage auf einem Operationstisch mit integrierter Wärmeaustauschwanne zur Temperaturregulation.

Die Narkose wurde dann bis zur Schaffung eines genügend großdimensionierten zentralvenösen Zugangs im Rahmen der Instrumentierung (s. unten) als Inhalationsanästhesie mit einem Sauerstoff/Lachgasgemisch ($F_IO_2 = 0,5$) und Isofluran (1–1,5 Vol.%) weitergeführt.

Das weitere Procedere zur Instrumentation der Tiere erfolgte dann gemäß den Regeln einer sterilen Operationsdurchführung:

Nach Rasur der Operationsfelder, präoperativer Desinfektion mit Polyvidon-Jodlösung und steriler Abdeckung wurde die V. jugularis externa über eine Venae sectio rechts kollar dargestellt. Die Kanülisierung der Vene erfolgte mit einem 8-F-Introducer (Baxter, USA) mit Kathetereinführungsschleuse und Seitenadapter, über den die i.v.-Dauernarkose (s. unten) begonnen wurde. Über den Introducer wurde ein Rechtsherzkatheter (Swan-Ganz-Katheter 7,5 Fr., Edwards Lab.) in die A. pulmonalis eingeschwemmt. Die A. femoralis rechts wurde ebenfalls operativ freigelegt und mit einem 16-G.-Dauerverweilkatheter (Arrow, USA) kanüliert. Danach wurde über die V. femoralis rechts zusätzlich ein Dreilumenkatheter (7 Fr., Arrow) eingelegt; dieser diente als unabhängiger großlumiger Zugang, um die kontinuierlichen Hämodynamikmessungen nicht durch die i.v.-Dauernarkoseapplikation und die Infusionsbehandlung zu beeinflussen. Anschließend erfolgte die Tracheotomie (9,0-mm-Tracheoflexkatheter, Rüsch) des Tieres, um eine fiberoptische bronchoskopische Untersuchung und BAL-Abnahme (s. unten) möglich zu machen. Zuletzt wurde die Harnblase suprapubisch operativ katheterisiert. An den diversen Operationsfeldern wurde ein chirurgischer Hautverschluß durchgeführt. Die Zeitdauer ab Prämedikationsbeginn bis zum Abschluß der Instrumentation betrug 90–120 min (Abb. 4).

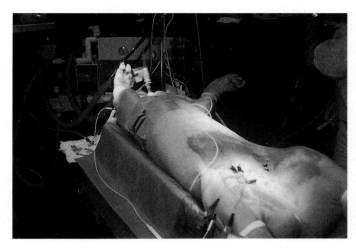

Abb. 4. Lagerung und Instrumentierung des Tieres zur Versuchsdurchführung in kontinuierlicher i.v.-Narkose: Die intravasalen Katheter kollar und femoral sind implantiert, die Beatmung wird über den Tracheotomietubus durchgeführt. An der rechten Thoraxwand ist die Stahlplatte mit Bleiplattendämpfung zur Anlage der Lungenkontusion befestigt (s. 2.2.3 und Abb. 5)

2.2.2.2 Narkoseführung

Die i.v.-Narkose während des gesamten Versuchsablaufs erfolgte kontinuierlich (Spritzen- bzw. Infusionspumpensysteme) via Dreilumenkatheter in der rechten V. femoralis: Metomidat 10 mg/kgKG/h, Sufentanil 30 µg/kgKG/h und Atracurium 5 mg/kgKG/h. Eine Adaptation wurde anhand der im Monitoring und in der klinischen Überwachung des Tieres erkennbaren Veränderung der Narkosetiefe durchgeführt. Die initiale Inhalationsanästhesie wurde mit der Schaffung großlumiger i.v.-Zugänge (ca. 45–60 min nach Prämedikationsbeginn) beendet.

Die Beatmung (Servo-Ventilator 900 D, Siemens-Elema) wurde mit einem Sauerstoff-Luft-Gemisch ($F_IO_2 = 0,3$), einem primär gewählten Atemzugvolumen (AZV) von 15 ml/kgKG bei einer initialen Atemfrequenz von 18/min, sowie einem PEEP von 2 mm Hg eingestellt; die Nachjustierung des AZV erfolgte anhand des p_aCO_2.

2.2.2.3 Monitoring

Das hämodynamische Monitoring (MAP, PAP, ZVD, HF) erfolgte kontinuierlich, zusätzlich wurde zu den festgelegten Protokollzeiten der pulmonalkapilläre Wedgedruck (PCWP) und das Herzzeitvolumen (HZV) bestimmt. Zu den letztgenannten Zeiten wurden ebenfalls die Lungenfunktionsdaten (Beatmungsdrücke, totale Compliance) mit dem „Servo lung mechanics calculator 940" (Siemens-Elema) gemessen und protokolliert.

2.2.2.4 Standardtherapie

Es wurde eine definierte, dem Versuchstier adaptierte [112, 216] Standardtherapie durchgeführt, die nur aufgrund der Protokollvorgaben verändert bzw. ergänzt werden konnte:

Die kontrollierte Beatmung erfolgte mit einem eingestellten F_IO_2 von 0,3, eine Nachadaptation des F_IO_2 war nur bei Abfall des p_aO_2 unter 60 mm Hg zulässig. Eine Veränderung des Atemminutenvolumens (AMV) wurde primär über die Atemfrequenz gesteuert und bedingte einen p_aCO_2 < 32 mm Hg bzw. > 52 mm Hg.

Die Tiere wurden über die i.v.-Dauernarkose mit Ringer-Lösung als Trägerinfusion (50 ml/h) versorgt. Eine zusätzliche Infusion erfolgte bei Anstieg der HF > 135 min und gleichzeitigem Abfall von MAP, ZVD und PCWP. Bei Abfall des MAP unter 40 mm Hg – insbesondere nach Anlage der Lungenkontusion – wurde zusätzlich Dopamin nach Wirkung maximal für 15 min appliziert. Die Temperatur des Tieres – gemessen als Bluttemperatur über den intravasalen Sensor des Swan-Ganz-Katheters – wurde durch nachjustieren der Wärmeaustauschwanne im Bereich zwischen 37,5 und 39 °C gehalten.

2.2.3 Technik der experimentellen isolierten Lungenkontusion/Kontrollen

Nach Instrumentierung und Stabilisierung des Tieres in fortgeführter Allgemeinnarkose wurde die experimentelle Lungenkontusion am rechten Hemithorax nach einer auf Moseley [131], Trinkle [214] und Rutherford [178] zurückgehenden modifizierten Technik angelegt: Mittels eines Viehbetäubungsschußapparats (F. Dick, Kartusche

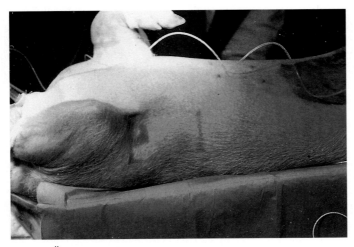

Abb. 5. Äußere Schädigung der Thoraxwand nach Applikation des experimentellen Lungenkontusion: Oberflächliche Hautschürfungen bei stabiler Thoraxwand. Die äußerlich erkennbaren Zeichen der stumpfen Gewalteinwirkung stehen im Gegensatz zu dem Ausmaß der Lungenparenchymschädigung (s. Abb. 19)

9 x 17, Dynamit-Nobel) wurde, übergeleitet durch eine lateral auf den rechten Thorax angelegte 5 x 10 cm große Stahlplatte mit einer 5 x 5 x 0,5 cm Bleiplattendämpfung, ein stumpfer energiereicher Schlag gegen die Thoraxwand geführt (Abb. 5).

Dieses Schädigungsprinzip entspricht den von Fricke [65] angegebenen Kriterien für experimentelle Lungenkontusionen (Annäherung des Schädigungsprinzips an den Unfallmechanismus der menschlichen Lungenkontusion, Fehlen von Begleitverletzungen, Reproduzierbarkeit).

Nach einer Zufallsauswahl wurden bei insgesamt 8 Tieren nach der oben genannten Technik eine homolaterale Lungenkontusion angelegt, 4 Tiere galten als Kontrolle („Sham-Tiere"). Sie wurden ebenfalls über den gesamten Versuchszeitraum beobachtet und bei ihnen erfolgten die gleichen Abnahmen und Messungen.

2.2.4 Untersuchungsprotokoll

Die unten genannten Zeitraster und Schemata für das Monitoring richten sich nach den Vorgaben des Studienprotokolls. Darüber hinaus wurden eine kontinuierliche ärztliche und tierärztliche Überwachung des Tieres mit Monitorableitung (HF, MAP, PAPm, T°, AMV, Compliance) und Blutgasanalysen in kurzen Intervallen (< 30 min) durchgeführt, um akut auftretende Änderungen erfassen und gemäß den oben genannten Prinzipien (2.2.2.4) korrigieren zu können [112, 216].

2.2.4.1 Versuchsdauer und Studienzeitpunkte

Die Gesamtversuchsdauer betrug 8 h („Untersuchungszeitraum", gerechnet vom Zeitpunkt der Kontusion [bzw. bei den „Sham-Tieren" (Kontrollen) dem entsprechenden Zeitpunkt], zuzüglich der vorher für die Instrumentation notwendigen Zeit.

Nach der Instrumentation erfolgte zunächst die Abnahme und Protokollierung eines „Nullwerts" für Hämodynamik, Lungenfunktion inkl. Blutgasanalyse und Blutchemie. Danach wurde unmittelbar nach Zufallsauswahl die Lungenkontusion angelegt bzw. der Kontrollversuch festgelegt (Zeitpunkt „Null").

Die Bestimmung der Blutgase, der Lungenfunktion und der Hämodynamik wurde dann zu den folgenden Zeitpunkten (min nach Trauma) durchgeführt:

5–15–30–60–90–120–240–360–480.

Zusätzliche Abnahmen des Blutbilds und von Serumlaborparametern erfolgte zu den Zeitpunkten (min):

30–240–480.

Die Abnahme der BAL wurde zu 2 Zeitpunkten – jeweils *nach* Blutabnahme und Hämodynamikmessung – durchgeführt:

30–480.

2.2.4.2 Messungen der Hämodynamik

Protokolliert wurden MAP, PAP, PCWP, ZVD, HF und das HZV. Daraus errechnet wurden HZV/kgKG, TPR und PVR. Protokollierte Zusatzdaten zur Hämodynamik waren die Bluttemperatur (°C), die Infusionsmenge (ml) und die Urinausfuhr (ml).

2.2.4.3 Blutgasanalysen und Messungen der Lungenfunktion

Die Blutgasanalysen wurden zu den oben genannten Meßzeitpunkten gleichzeitig arteriell und gemischt-venös (distales Lumen des Swan-Ganz-Katheters) abgenommen. Die Messungen wurden mit dem ABL 300 (Radiometer Copenhagen) durchgeführt. Protokolliert wurden für beide Meßkompartimente pO_2, pCO_2, SO_2, BE und pH. Direkt gemessen bzw. nach Einstellung protokolliert wurden F_IO_2, PEEP, P. insp., AMV, AZV, AF und totale Compliance. Errechnet wurden der Horovitz-Oxigenierungsquotient (p_aO_2/F_IO_2), der Sauerstoffverbrauch (VO_2) und die Sauerstofftransportkapazität (DO_2).

2.2.4.4 Blutabnahmen und -aufarbeitung

Aus dem Vollblut wurde zunächst ein Blutausstrich zur Differentialzytologie gefertigt, weiterhin Hb, Hkt und Leukozytenzahl bestimmt. Zur sekundären Bestimmung wurden dann die folgenden Aufteilungen der Serumproben durchgeführt:

EDTA:	TCC und Komplement C3,
	Harnstoff, Albumin, TAT und LNPI
EDTA/Na-Flourid:	Lactat

Die aufgeteilten Proben wurden bis zur Serienanalyse bei –70 °C tiefgefroren.

2.2.4.5 Abnahme der BAL

2.2.4.5.1 Methode der BAL-Abnahme

Nach Abnahme der Blutproben und Protokollierung der Hämodynamikdaten zu den festgelegten Zeitpunkten (s. oben) wurde die BAL durchgeführt. Die BAL-Abnahme begann jeweils mit einer fiberbronchoskopischen Inspektion (Fujinon Bro-YP) des Tracheobronchialbaums und einer damit verbundenen Säuberung von groben Partikeln und Schleim. Gemäß den endoskopischen Kriterien der Lungenkontusion [30, 102, 164] wurden dann die zu untersuchenden Bronchialabschnitte festgelegt. Nach anschließendem Rückzug und nochmaliger Säuberung des Bronchoskops wurde die Spitze des Instuments zuerst in der *linken* („kontralateralen") Lunge in einem nicht betroffenen Segmentostium eingekeilt („wedge position") und 7 x 10 ml physiologische NaCl-Lösung instilliert, sofort unter leichtem Sog rückgewonnen und aufgefangen. Entsprechend wurde unmittelbar anschließend in der *rechten* Lunge in einem kontusionierten Segment verfahren. Bei den „Sham-Tieren" (Kontrollen) erfolgten die BAL-Abnahmen ebenfalls beidseits zu den oben genannten Meßzeitpunkten und auch in der Reihenfolge rechts – links, wobei hier die erhaltenen Meßdaten von beiden Lungenseiten für jeden Zeitpunkt (30 und 480 min) gemittelt wurden. Die erste BAL-Abnahme erfolgte nach dem Untersuchungsprotokoll 30 min nach der Kontusion bzw. dem Zeitpunkt „Null", die zweite Abnahme erfolgte unmittelbar vor Versuchsende. Bei der zweiten BAL-Abnahme wurde grundsätzlich nicht das zum Zeitpunkt (30 min) genutzte, sondern ein ebenso nichtgeschädigtes bzw. geschädigtes Nachbarsegment lavagiert. Die Menge der zurückgewonnenen Flüssigkeit („Recovery") und die Lavagezeit wurden für jede BAL-Abnahme einzeln protokolliert.

Die Beatmung wurde während der bronchoskopischen Untersuchung und BAL-Abnahme über einen Konnektor weitergeführt, wobei das AMV strikt aufrechterhalten wurde.

2.2.4.5.2 *Bestimmung der ELF*
Nach der von Rennard [170] angegebenen Methode (s. auch 2.1.3.2.2) wurden die Konzentrationswerte der Bestandteile der BAL-Flüssigkeit auf die Dimension [X]/ml ELF umgerechnet.

2.2.4.5.3 *Aufarbeitung der BAL-Flüssigkeit*
Die rückgewonnene BAL-Flüssigkeit wurde zunächst durch eine grobmaschige Mullgaze geleitet, um Partikel und Schleimbestandteile abzusondern. Anschließend wurde die Gesamtmenge bestimmt („Recovery" [ml]). Die Flüssigkeit wurde bei 1500 U/min zentrifugiert und der Überstand dann aufgeteilt:

EDTA:	Harnstoff
	Albumin
	TCC und Komplement C3, TAT
5 ml nativ in 25 ml Chloroform/Methanol:	Phospholipidspektrum
15 ml (nativ):	Biophysikalische Surfactantfunktion

Das Sediment wurde nach der Zentrifugation in 5 ml NaCl 0,9% resuspendiert und die Zellzahl mittels Zählkammer bestimmt. Nach nochmaliger Zentrifugation erfolgte die Anfertigung eines Ausstrichs zur Differentialzytologie (Pappenheim). Die aufgeteilten Proben wurden bis zur Serienbestimmung bei $-70\,°C$ tiefgefroren, die Proben zur Bestimmung des Phospholipidspektrums wurden bei $-5\,°C$ gekühlt.

2.2.4.6 *Untersuchungsparameter in BAL und Blut*

Die Bestimmungen von Hb, Hkt, Leukozytenzahl, Albumin, Harnstoff und Lactat im Blut bzw. Plasma sowie von Harnstoff und Albumin in der BAL erfolgte automatisiert unter Nutzung von Routinemethoden (LBI Wien). TCC und C3 im Blut und in der BAL wurden mit entwickelten speziesspezifischen Enzymimmunoassays analysiert (K. Hogasen, Institute of Immunology and Rheumatology, University of Oslo), ebenso LNPI im Blut (M. Jochum, LMU München). Die Messungen der Surfactantphospholipide und der biophysikalischen Surfactantfunktion in der BAL erfolgten nach den unter 2.1.3.3 angegebenen Methoden. Bei den Messungen auf dem Wilhelmy-Oberflächentensiometer wurde eine Gesamtmenge von 1 mg Phospholipide für beide Meßzeitpunkte eingesetzt.

2.2.4.7 Obduktion/Makro- und Mikromorphologie

Nach Abschluß des Versuchs und Beendigung der Datenaufnahme wurden die narkotisierten Tiere getötet (T 61, Hoechst) und obduziert: überprüft und ggf. protokolliert wurden insbesondere Verletzungen der Thoraxwand (Rippenfrakturen, subpleurale Hämatome etc.) inkl. der Brusthöhle (Hämatothorax etc.), intraabdominelle Zusatzverletzungen (Leberlazerationen etc.) und der Zustand der rechten und linken Lunge (Kontusionszonen, Atelektasen etc.). Das Herz-Lungen-Präparat wurde entnommen, fotodokumentiert und für Probenentnahmen zur licht- und elektronenmikroskopischen Analyse repräsentativer Abschnitte verwendet. Hierzu wurden 5 x 5 x 5 mm große Gewebeteile aus der Mitte des kontusionierten Segments, aus einer Übergangsregion am Rande der Kontusion und aus einem makroskopisch nicht beeinträchtigten Segment der kontralateralen Lunge entnommen. Die Entnahmeregionen bei den Kontroll („Sham")-Tieren wurden analog gewählt. Die Fixierung erfolgte mit 2%igem Glutaraldehyd. Zur lichtmikroskopischen Übersichtsdarstellung (Vergr. 40:1) erfolgte eine Färbung mit Methylenblau/Azur).

2.2.5 Datenerfassung und -verarbeitung, statistische Auswertung

Alle Versuchsdaten und Laborergebnisse wurden PC-gestützt dokumentiert (Excel 4.0, Microsoft). Die Auswertung und Darstellung erfolgte über die Meß- bzw. BAL-Abnahmezeitpunkte unter Errechnung der Mittelwerte mit Angabe des Standardfehlers des Mittelwerts. In einer Abbildung wurden jeweils die Datenverläufe eines Parameters für die lungenkontusionierten bzw. Kontroll („Sham-")-Tiere dargestellt, bei BAL-Parametern zusätzlich noch die Werte aus den primär unverletzten kontralateralen Lungensegmenten. Eine statistische Analyse erfolgte mit Hilfe des t-Tests für unverbundene Stichproben. Aufgrund des „multiplen Testens" erfolgte eine Adjustierung der α-Werte nach Bonferroni [nach 179]. Signifikante Unterschiede wurden bei einem p-Wert < 0,05 angenommen.

2.2.6 Vorversuche zur Methodik

Der endgültigen Festlegung der oben genannten Methodik gingen Vorversuche an insgesamt 4 Tieren voraus:
Im Einzelnen erfolgten eine Testung und Bestimmung der Narkoseart und -durchführung sowie der Instrumentation inkl. Tracheotomie zur bronchoskopischen Untersuchung und BAL-Abnahme mit Standardendoskopen. Weiterhin wurde eine Testung

der experimentellen Lungenkontusion mit dem modifizierten Schußapparat, eine autopische, klinische und bronchoskopische Validierung der Relevanz der experimentellen Schädigung sowie eine Prüfung des gesamten Versuchsablaufs inkl. störungsfreier Hämodynamikmessung und Datenübernahme nach Protokoll durchgeführt. Abschließend erfolgte eine Nachadaptation der Beatmungsform zur Dauernarkoseführung inkl. der notwendigen Standardzusatztherapie.

3 Ergebnisse

3.1 Retrospektive Analyse eines Kollektivs schwer-mehrfachverletzter Patienten

Die retrospektive Analyse zeigt für die schwer-mehrfachverletzten Patienten mit zusätzlicher Lungenkontusion eine deutlich erhöhte mittlere Beatmungsdauer, Inzidenz des Multiorganversagens (MOV) und Letalität im Vergleich zum Gesamtkollektiv und zu verschiedenen Teilkollektiven (Tabelle 6). Die Altersstrukturen der betroffenen Gruppen lassen keine erkennbaren Unterschiede erkennen. Die günstigsten Ergebnisse haben Patienten mit ausschließlichen Skelettverletzungen in verschiedenen AIS-Regionen. Der Injury Severity Score (ISS), der das Risiko der Lungenkontusion beinhaltet (Tabelle 3/1.2.1.4), zeigt für das Teilkollektiv der Patienten mit Lungenkontusion eine erhöhte mittlere Verletzungssschwere.

Bei Betrachtung der Kollektive der Überlebenden (Tabelle 7) zeigt sich allerdings, daß die hohen Komplikationsraten (Beatmungsdauer als Resultat der Kombination von Verletzungsschwere und Komplikationsdichte) nicht nur auf die letztlich Verstorbenen zurückzuführen sind bzw. auf diese Gruppe begrenzt sind; vielmehr sind die Unterschiede in der Gesamtbeatmungsdauer bei den Überlebenden noch deutlicher akzentuiert. Tendenziell ist auch abzulesen, daß das jüngere Lebensalter das Überleben einer Mehrfachverletzung mit Lungenkontusion begünstigt. Der Vergleich der Daten von Tabelle 6 und 7 ergibt weiterhin, daß das MOV tendenziell mit der erhöhten Letalität bei Vorliegen einer Lungenkontusion korreliert, und die Überlebenden mit zusätzlicher Lungenkontusion eine erkennbar niedrigere Gesamtverletzungs-

Tabelle 6. Ergebnisse einer retrospektiven Analyse des Verlaufs von $n = 1000$ schwer-mehrfachverletzten (*SMV*) Patienten: Patienten mit zusätzlicher Lungenkontusion (*LuKo*) im Rahmen einer Mehrfachverletzung haben eine erhöhte Beatmungsdauer (*BAD*), Inzidenz des Multiorganversagens mit Lungenbeteiligung (*MOV*) und Sterblichkeit (+++) im Vergleich zum Gesamtkollektiv und im Vergleich zu einem Teilkollektiv mit ausschließlichen Skelettverletzungen (###) an unterschiedlichen AIS-Regionen. Angegeben wird zusätzlich die mittlere Verletzungsschwere der Kollektive nach dem ISS. Zur Wichtung der Lungenkontusion nach dem AIS/ISS s. 2.1.1, (Alter und BAD: Mittelwerte ± Standardabweichung)

Kollektiv	n	+++ [%]	Alter [Jahre]	BAD [Tage]	MOV [%]	ISS
SMV (ISS > 16)	1000	18,6	35,9 ± 20	16,2 ± 15	8,5	26,5
Mit LuKo	143	31,5	39,1 ± 18	23,7 ± 17	11,8	34,3
Ohne LuKo	857	16,4	35,4 ± 15	14,9 ± 13	7,9	25,2
###	58	12,1	37,4 ± 17	13,6 ± 17	1,7	19,6

Tabelle 7. Analyse der Verläufe der 814 Überlebenden: Die im Vergleich verlängerte Beatmungsdauer für Patienten mit zusätzlicher Lungenkontusion zeigt sich betonter im Vergleich zu den Kollektiven in Tabelle 6 (Alter und BAD: Mittelwerte ± Standardabweichung, Abkürzungen siehe Tabelle 6)

Kollektiv	n	Alter [Jahre]	BAD [Tage]	MOV [%]	ISS
SMV	814	35,6 ± 13	13,5 ± 10	6,3	25,2
Mit LuKo	98	29,9 ± 16	21,1 ± 20	7,1	29,9
Ohne LuKo	716	36,4 ± 17	12,5 ± 15	6,2	24,5

schwere nach dem ISS haben, was auch die Bedeutung von Zusatzverletzungen betont.

3.2 Klinische Beobachtungsstudie

Für die 10 Patienten, deren BAL-Daten in die offene klinische Beobachtungsstudie eingingen, ergab sich ein mittleres Alter von 31 ± 14 Jahren, eine durchschnittliche Verletzungsschwere (PTS) von 46 ± 18 Punkten, eine mittlere BAD von 26 ± 12 Tagen, sowie einen Anteil eines MOV bzw. letalen Ausgangs von 4/10 bzw. 2/10 (s. 2.1.2).

3.2.1 Ergebnisse der BAL-Daten

In ihrer Größenordnung tendieren die BAL-Daten aus den kontusionierten Lungen überwiegend in die Richtung der Veränderungen, wie sie ansonsten bei Patienten mit progressivem Lungenversagen (ARDS) festgestellt werden können (Tabelle 8). Dies zeigt sich insbesondere beim Anteil der polymorphkernigen neutrophilen Granulozyten (PMN) an der Gesamtzellzahl in der BAL, an der komplexierten PMN-Elastase und den Granulaenzymen Myeloperoxidase (MPO) und Laktoferrin (LF), am Spaltprodukt C3a als Marker der Komplementaktivierung und an den in der BAL nachweisbaren Proteinen verschiedener Größenordnung (α-2-Makroglobulin [~720.000 Dalton], Coeruloplasmin [~132.000 Dalton] und Transferrin [~80.000 Dalton]). Für die primär unverletzte, kontralaterale Lunge zeigen die entsprechenden BAL-Daten ebenfalls eine posttraumatische Reaktion an, die in ihrer Ausprägung allerdings deutlich niedriger liegt. Die angegebene Tendenz der BAL-Werte der kontusionierten Lunge gilt jedoch nicht für die spontane und die Zymosan-aktivierte Chemolumineszenzreaktion der PMN und den α-1-Proteinaseinhibitor (α-1-PI).

Die Daten zeigen zusammengefaßt im zugrundeliegenden Zeitraum bis zur 48. Stunde nach Trauma für die definierte Patientengruppe in der kontusionierten Lunge sowohl eine lokale entzündliche alveoläre Reaktion mit bereits erfolgter PMN-Aktivierung und -Degranulierung, Mediatorenfreisetzung und erhöhter Plasmaproteinpermeabilität, als auch eine nicht gleichsinnig damit einhergehende Reaktion des lokalen physiologischen Proteinaseinhibitors α-1-PI.

Tabelle 8. Größenordnung lokal-pulmonaler Reaktionen bei Kontusionsverletzung der Lunge: Die erhaltenen maximalen oberen Normalwerte der Probanden wurden auf 1 gesetzt (2.1.2.4). [*NP* Normalprobanden ($n = 10$); *K* Patienten mit homolateraler Lungenkontusion ($n = 10$): Daten der BAL aus der kontusionierten Lunge; *CL* Patienten mit homolateraler Lungenkontusion: Daten der BAL aus der primär unverletzten, contralateralen Lunge; *ARDS* Patienten mit progressivem Lungenversagen ($n = 8$)]

Parameter	NP	K	CL	ARDS
PMN (%)	1	2,5	1,6	2,6
Chemolumineszenz (spontan)	1	1	2,1	5
Chemolumineszenz (aktiviert)	1	1	3,2	5
Komplexierte Elastase	1	10	4,4	12
C3a	1	3,6	1,8	2,8
Myeloperoxidase	1	10	3,5	7,5
Laktoferrin	1	10	5,1	10
α-2-Makroglobulin	1	10	1,2	10
Coeruloplasmin	1	5	1,5	2,5
Transferrin	1	2,7	1,3	3
α-1-Proteinaseinhibitor	1	2,5	0,6	6

3.3 Prospektive klinische Studie

Die 10 Patienten, deren Daten in die prospektive klinische Studie eingingen, hatten ein mittleres Alter von 34 ± 7 Jahren, eine durchschnittliche Verletzungsschwere (PTS) von 38 ± 8 Punkten, ein Anteil des MOV von 1/10, sowie eine mittlere BAD von 24 ± 12 Tagen (s.a. 2.1.3). Kein Patient verstarb im Behandlungszeitraum.

3.3.1 Ergebnisse der BAL-Daten

Die Daten aus dieser klinischen Studie, die methodisch parallel zur experimentellen Studie (2.2) geführt wurde, zeigen für schwer-mehrfachverletzte Patienten mit homolateraler Lungenkontusion bis zur 36. Stunde nach Trauma in der *kontusionierten* Lunge ein breites Spektrum von Reaktionen: Der relative Anteil der PMN ist in der kontusionierten Lunge schon zur 12. Stunde nach Trauma im Mittel auf das 5fache des maximalen Normwerts gesteigert (Abb. 6). Diese Verschiebung hält bis zur 36. Stunde an. Die alveoläre Permeabilität (PMP) für Albumin ist ebenfalls schon zur 12. Stunde in der kontusionierten Lunge bis zum 5- bis 6fachen des Normalbereichs gesteigert. Diese Veränderung bildet sich bis zur 36. Stunde etwas zurück (Abb. 7), ohne jedoch den Normalbereich wieder zu erreichen.

Die Analyse der Gesamtphospholipide in der BAL ergibt für die Daten der kontusionierten Lunge einen erhöhten Wert um die 12. Stunde und einen Abfall in den Normalbereich zur 36. Stunde (Abb. 8). Das Phospholipidspektrum zeigt insgesamt Verschiebungen der relativen Anteile der einzelnen Phospholipide: Dies betrifft vor allem das Phosphatidylcholin (PC), welches zur 12. Stunde übernormal hoch ist und zur 36. Stunde wieder in den bekannten Normalbereich sinkt und das Phosphatidyl-

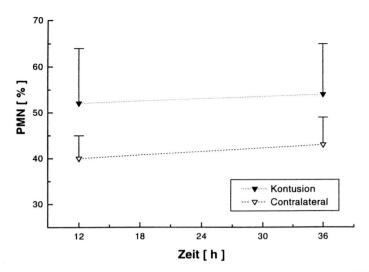

Abb. 6. Anteil der polymorphkernigen neutrophilen Granulozyten (PMN) an der Gesamtzellzahl in der BAL bei schwer-mehrfachverletzten Patienten mit homolateraler Lungenkontusion: zu beiden Zeitpunkten ist eine alveoläre Granulozytose nachweisbar, mit Betonung in der kontusionierten Lunge. Der Normalwertbereich für PMN ist bei max. 10% der Gesamtzellzahl [185]; dieser wird auch von den Werten aus der primär unverletzten, kontralateralen Lunge deutlich überschritten. Zu den entsprechenden Ergebnissen der experimentellen Untersuchung s. Abb. 30

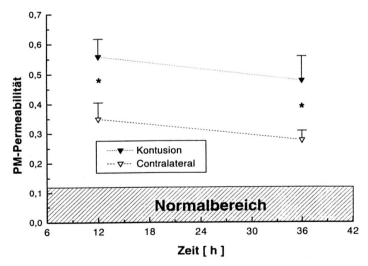

Abb. 7. Pulmonal-mikrovaskuläre Permeabilität für Albumin bei schwer-mehrfachverletzten Patienten mit homolateraler Lungenkontusion: Der Normalbereich ($< 0{,}12$) [142] wird in der kontusionierten und kontralateralen Lunge um das 3- bis 5fache überschritten; die Permeabilitätswerte fallen in beiden Kompartimenten bis zur 36. Stunde wieder ab, bleiben aber 2- bis 4fach überhöht. Eine Markierung (*) gibt einen statistisch signifikanten Unterschied an ($p < 0{,}05$). Zu den entsprechenden Ergebnissen der experimentellen Untersuchung s. Abb. 33

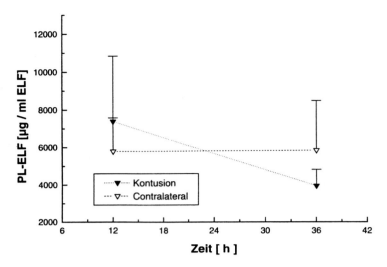

Abb. 8. Gesamtphospholipide (PL) in der BAL bei homolateral lungenkontusionierten Patienten: Die Werte sind auf die Konzentration in der ELF bezogen (2.1.3.2.2) und stellen den Verlauf in der kontusionierten und in der kontralateralen Lunge dar. Der Normalwert liegt bei 1500–3500 µg/mlELF (eigene unveröffentlichte Untersuchungen). Die Daten zeigen für die kontusionierte Lunge und geringer für die kontralaterale Lunge zum Zeitpunkt der 12. Stunde eine Konzentrationserhöhung. Während sich die Werte für die kontusionierte Lunge bis zur 36. Stunde zurückbilden, bleibt die Gesamtphospholipidkonzentration in der kontralateralen Lunge erhöht. Zu den entsprechenden Ergebnissen der experimentellen Untersuchung s. Abb. 34

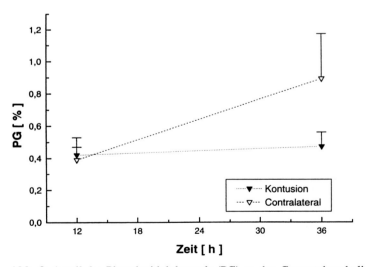

Abb. 9. Anteil des Phosphatidylglycerols (PG) an den Gesamtphospholipiden in der BAL der kontusionierten und der kontralateralen Lunge bei polytraumatisierten homolateral lungenkontusionierten Patienten: Die Werte sind insgesamt deutlich unter den bekannten Normalbereich (9–12% [115]) erniedrigt. Zu den entsprechenden Ergebnissen der experimentellen Untersuchung s. Abb. 35

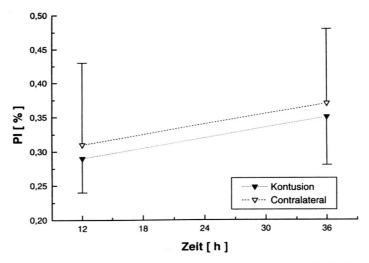

Abb. 10. Anteil des Phosphatidylinositols (PI) an den Gesamtphospholipiden in der BAL der kontusionierten und der kontralateralen Lunge bei polytraumatisierten, homolateral lungenkontusionierten Patienten: Wesentliche Änderungen des insgesamt erniedrigten PI-Anteils (Normalbereich 3–5% [115]) ergeben sich nicht. Zu den entsprechenden Ergebnissen der experimentellen Untersuchung s. Abb. 36

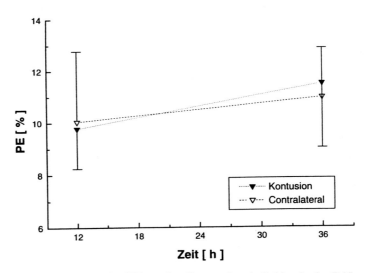

Abb. 11. Anteil des Phosphatidylethanolamin (PE) an den Gesamtphospholipiden in der BAL der kontusionierten und der kontralateralen Lunge bei polytraumatisierten, homolateral lungenkontusionierten Patienten: Für beide Kompartimente ergibt sich ein leichter Anstieg bis zur 36. Stunde. Der Normalwertbereich liegt bei 3–9% [115]. Zu den entsprechenden Ergebnissen der experimentellen Untersuchung s. Abb. 37

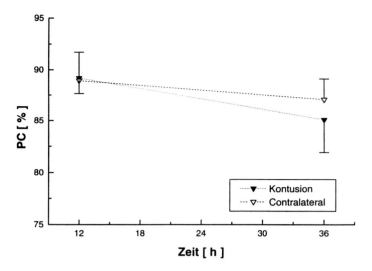

Abb. 12. Anteil des Phosphatidylcholins (PC) an den Gesamtphospholipiden in der BAL der kontusionierten und der kontralateralen Lunge bei polytraumatisierten, homolateral lungenkontusionierten Patienten: Der PC-Anteil ist zunächst übernormal (Normalwerte 65–80% [115]) und fällt für beide Kompartimente bis zur 36. Stunde ab. Zu den entsprechenden Ergebnissen der experimentellen Untersuchung s. Abb. 38

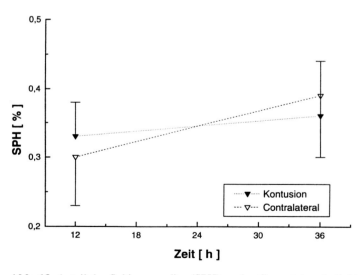

Abb. 13. Anteil des Sphingomyelins (SPH) an den Gesamtphospholipiden in der BAL der kontusionierten und der kontralateralen Lunge bei polytraumatisierten, homolateral lungenkontusionierten Patienten: Wesentliche posttraumatische Reaktionen sind nicht erkennbar. Der Normbereich liegt bei 2–8% [115]. Zu den entsprechenden Ergebnissen der experimentellen Untersuchung s. Abb. 39

ethanolamin (PE), das zur 12. und bis zur 36. Stunde progredient in seinem Anteil steigt. Die weiteren Phospholipide (PG, PI, SPH) zeigen eher unternormale Anteile ohne relevante Verschiebungen im Untersuchungszeitraum (Abb. 9–13).

Demgegenüber zeigen die Ergebnisse der Analyse der biophysikalischen Surfactantfunktion relevante Unterschiede zwischen der Funktion des Surfactant in einer kontusionierten und einer normalen Lunge (Abb. 14): Gemessen an der Fläche der resultierenden Hysteresekurve und am Produkt der Funktionsindizes S_i und R_i ist die oberflächenspannungsverändernde Eigenschaft des Surfactant einer kontusionierten Lunge mehr als halbiert.

Die festgestellten lokalen Reaktionen betreffen bei den Ergebnissen dieser Studie aber nicht nur die kontusionierte Lunge; vielmehr zeigt sich bei einer Reihe von Parametern ebenfalls eine erkennbare Mitreaktion der primär unverletzten *kontralateralen* Lunge. Sowohl der relative Anteil der PMN in der BAL (Abb. 6), als auch die pulmonal-mikrovaskuläre Albuminpermeabilität (s. Abb. 7) zeigen gegenüber der Kontusionsseite gleichsinnige (wenn auch geringer ausgeprägte) Veränderungen in der kontralateralen Lunge an. Die Gesamtphospholipide und das Phospholipidspektrum des Surfactant sowie dessen biophysikalische Funktion sind in der kontralateralen Lunge ebenfalls gegenüber den Normalwerten verändert.

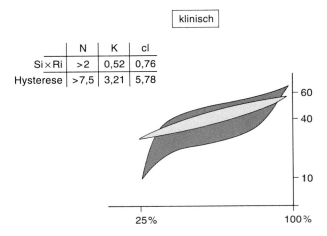

Abb. 14. Darstellung der biophysikalischen Surfactantfunktion bei polytraumatisierten, homolateral lungenkontusionierten Patienten durch Messung der oberflächenspannungsverändernden Eigenschaften auf dem Wilhelmy-Oberflächentensiometer: Die Werte zeigen die deutlich unterschiedlichen Größen der von den Hysteresekurven umlaufenen Flächen für die kontusionierten Lungen (*K*), die kontralateralen Lungen (*CL*) und die Normalprobanden (*N*). Die graphische Darstellung zeigt exemplarisch eine Kurven- und Flächencharakteristik (*weiss im Vordergrund*) einer umlaufenen Hysteresekurve eines Surfactant einer kontusionierten Lunge; im Hintergrund (*schwarz*) eine normale Hysteresekurve und -fläche eines Normalprobanden. (*Abszisse* Kompression des Oberflächenfilms in %; *Ordinate* dyn/cm). Die korrespondierenden Ergebnisse der experimentellen Studie sind in den Abb. 40–42 dargelegt

3.4. Experimentelle Untersuchungen

3.4.1 Reaktionen des Modells, Schädigungsausmaß, Morphologie

Nach den Vorversuchen (2.2.6) gelang unter den dann einheitlichen Bedingungen regelmäßig eine gleichförmige Schädigung der Tiere der Kontusionsgruppe bei ansonsten reaktionsarmem Verlauf der Kontroll-(Sham-)Gruppe (Tabelle 9). Sowohl das endobronchiale Schädigungsbild als auch der autoptische Befund nach Abschluß des Versuchs war bei den Tieren der Kontusionsgruppe sehr homogen ausgebildet. Die Atelektasenbildung bei den über den gesamten Versuchsablauf zuzüglich der Instrumentationsdauer (> 10 h) kontrolliert beatmeten Tieren konnte für beide Gruppen beherrscht werden.

Relevante Thoraxwandschäden konnten bei den experimentell verletzten Tieren i. allg. nicht nachgewiesen werden (Abb. 15), lediglich in 1 Fall bestand eine erkenn-

Tabelle 9. Versuchsabläufe und Obduktionsergebnisse für die Versuchstiere. [*K* Versuchstier mit experimenteller isolierter homolateraler Lungenkontusion, *S* Kontrolltier („Sham"), *kg* Gewicht des Tieres zu Versuchsbeginn, *BAL* bronchoskopische Zeichen bei Inspektion des Tracheobronchialbaums vor der 1. BAL-Abnahme, *0* keine Auffälligkeiten, (+) minimale bzw. kaum erkennbare Läsionen, + erkennbare bronchoskopische Zeichen einer Lungenkontusion, ++ ausgeprägte Kontusionszeichen, +++ fulminantes Ödem bzw. ausgeprägte endobronchiale Blutung; *Thoraxwand* erkennbare Schäden an der Thoraxwand und extrathorakal nach Versuchsende: *0* keine erkennbaren Verletzungen, (+) minimale Läsionen, + einzelne Rippenfraktur, geringfügiger blutiger Pleuraerguß, geringe Verletzung der Pleura parietalis, ++ umfangreiche Verletzung der Thoraxwand, +++ abdominelle Begleitverletzung; *Kontusion* Ausmaß der Lungenparenchymverletzung: *0* Sham-Tier (Kontrolle), (+) oberflächliche Verletzung, + auf einen Lappen begrenzte Verletzung, ++ mehr als ein Lungenlappen betroffen, +++ Contrecoup-Herd; *Atelektase* Atelektasenausbildung nach Versuchsende: *0* keine Atelektasen makroskopisch erkennbar, (+) minimale basale Atelektasen, + basale kleine Atelektasen beidseits, ++ ausgedehnte Atelektasen, +++ Lappenatelektasen bzw. ausgedehnte beidseitige Atelektasen [a–d: Vorversuche (2.2.6)]

Nr.	K/S	kg	BAL	Thoraxwand	Kontusion	Atelektase
a	k	26	+++	+++	+++	++
b	k	25	++	+	++	+
c	k	27	+	(+)	+	+
d	k	27	++	++	+	(+)
1	s	28	0	0	0	(+)
2	k	27	++	(+)	+	(+)
3	k	28	++	+	++	(+)
4	k	30	+	0	+	(+)
5	s	24	0	0	0	(+)
6	k	26	++	(+)	+	(+)
7	k	28	++	(+)	+	(+)
8	k	30	+	0	+	(+)
9	s	28	0	0	0	(+)
10	s	28	0	0	0	(+)
11	k	28	++	(+)	+	(+)
12	k	26	++	0	+	(+)

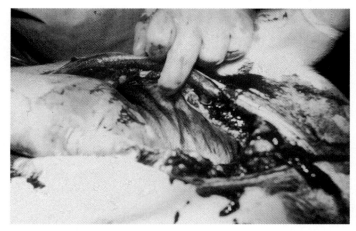

Abb. 15. Inspektion der rechtslateralen Thoraxwand nach medianer Sternotomie bei der Obduktion nach Versuchsabschluß bei einem Tier mit experimenteller isolierter homolateraler Lungenkontusion (*rechts*): typischerweise zeigen sich keine Verletzungszeichen der Thoraxwand (s. auch Tabelle 9)

bare Rippenfraktur an der rechtslateralen Thoraxwand. Mit dieser einen Ausnahme war auch die parenchymatöse Kontusionsverletzung bei der abschließenden Autopsie für alle Tiere gleich ausgedehnt (Abb. 16) und auch in der Mikromorphologie gleich ausgeprägt (Abb. 17).

Der gesamte Untersuchungszeitraum von 8 h konnte für alle Tiere eingehalten werden. Zusatzschäden durch den Versuchsaufbau selbst, insbesondere Blutverluste, Anurien oder Phasen der Hypoxämie bei der Narkoseeinleitung und Instrumentierung

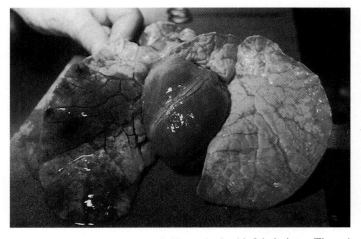

Abb. 16. Herz-Lungen-Präparat bei der Obduktion nach Versuchsabschluß bei einem Tier mit experimenteller isolierter homolateraler Lungenkontusion: typische, durch den experimentellen Schädigungsmechanismus (2.2.3) erzeugte umschriebene stumpfe Lungenparenchymkontusion. Ein vergleichbares klinisches Bild der Lungenkontusion beim Menschen zeigt Abb. 3

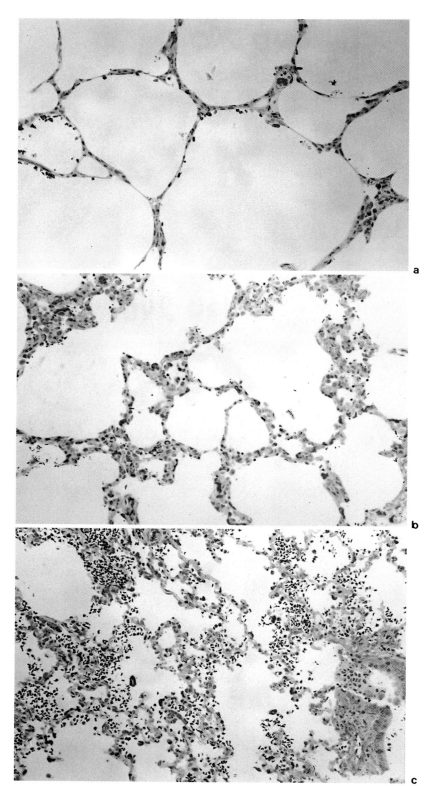

Abb. 17 a–c

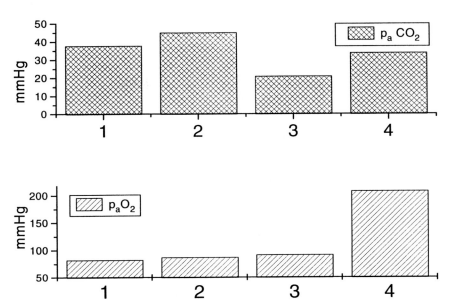

Abb. 18. Blutgasanalysen (dargestellt p_aCO_2 und p_aO_2) anläßlich akzidenteller arterieller Kanülierung während der Narkoseeinleitung beim Versuch der Kanülierung der Ohrvene 30 min nach Prämedikationsbeginn (2.2.2.1): Bei der routinemäßigen Narkoseeinleitung und während der Inhalationsnarkose zu Beginn der Instrumentation treten weder Hypoxämie noch Hypoventilation auf (Zeitpunkte: *1* vor Intubation, *2* unmittelbar nach Intubation, *3* Beginn der Inhalationsnarkose, 2–3 min nach dem Zeitpunkt 2; vorher Umlagerung, Beatmung über Ambu-Beutel, Anschluß des Beatmungsgeräts, *4* 15 min nach Beginn der Inhalationsnarkose, während der Instrumentation)

(Abb. 18) sowie während der BAL-Abnahmen (Abb. 19) konnten nicht nachgewiesen werden, ebensowenig relevante Veränderungen der Körperkerntemperatur (keine Darstellung). Bei den BAL-Abnahmen wurden jeweils die vorgegebenen Qualitätsanforderungen (2.1.3.2.2) erfüllt (Abb. 20).

Abb. 17 a–c. Lichtmikroskopische Übersicht (Vergr. 40:1, Methylenblau-Azur, [Institut für Anatomie, Universitätsklinikum Essen; PD Dr. M. Konerding]). **a** Kontrolltier: regelrechte Alveolarstrukturen mit normaler Kapillarverteilung und ohne Nachweis interstitieller Alterationen. **b** Kontralaterale Lunge eines Tieres mit homolateraler Lungenkontusion: Veränderung der Alveolararchitektur mit Septenverbreiterung durch ein zellreiches interstitielles Ödem. **c** Kontusionierte Lunge, Bereich der Kontusion: Aufhebung der Alveolarseptenstruktur mit Epithel- und Kapillarzerreissung sowie konsekutiver alveolärer und interstitieller Einblutung bei maximalem interstitiellem Ödem

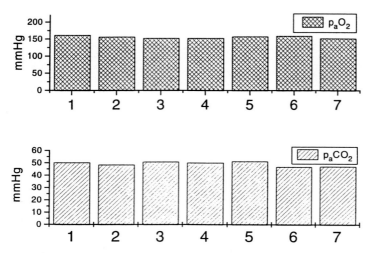

Abb. 19. Arterielle Blutgasanalysen (dargestellt p_aO_2 und p_aCO_2) im Verlauf während der Abnahme einer BAL von der kontralateralen (CL) und der kontusionierten (K) Lunge zum Zeitpunkt 480 min (Zeitpunkte: *1* vor Beginn der 1. BAL-Abnahme, Instrument eingeführt, *2* während der 1. BAL-Abnahme links (CL), *3* zum Ende der 1. BAL-Abnahme (CL), *4* Saugkanal gesäubert und Instrument neu eingeführt, Beginn der 2. BAL rechts (K), *5* während der 2. BAL (K), *6* zum Ende der 2. BAL (K), *7* nach den BAL-Abnahmen, ungestörte Standardbeatmungseinstellung)

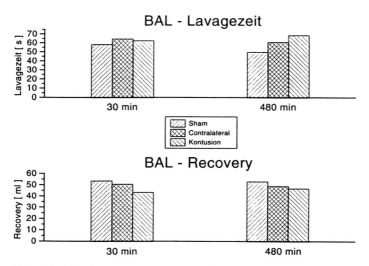

Abb. 20. BAL-Recovery und Lavagezeit dargestellt für sämtliche BAL-Abnahmen bei den experimentellen Untersuchungen: Die mittlere Recovery (unabhängig von der lavagierten Lunge) liegt bei 50 ml (entsprechend 71,4% von 70 ml), eine Recovery von 35 ml (50%) wurde bei keiner Abnahme unterschritten (Spannbreite 36–60 ml). Die mittlere Lavagezeit liegt bei 60 s (Spannbreite 40–99 s)

3.4.2 Hämodynamische und lungenfunktionelle Reaktionen nach experimenteller isolierter homolateraler Lungenkontusion

Das Standardtherapieregime verhinderte für beide Gruppen im Untersuchungszeitraum sowohl eine deletäre Kreislaufdekompensation (Abb. 21, 22, 24) als auch Hypoxämien (Abb. 25), Hypoventilationen und Störungen des Säure-Basen-Haushalts (Abb. 26). Im Vergleich fallen auch für die Infusionsmengen und die Urinausscheidungsvolumina zwischen den Gruppen keine Differenzen auf (keine Darstellung).

Es zeigen sich allerdings für die Kontusionsgruppe kurzdauernde posttraumatische Reaktionen für die Herzfrequenz, den mittleren arteriellen Druck (Abb. 21), den systemischen Gefäßwiderstand (Abb. 24), den arteriellen p_aO_2 (Abb. 25) und den Oxigenierungsquotienten (Abb. 28).

Signifikante Unterschiede zwischen den Gruppen konnten für den pulmonalarteriellen Mitteldruck (PAPm, Abb. 23), den inspiratorischen Beatmungsdruck (P.insp, Abb. 25), den Oxigenierungsquotienten [p_aO_2/F_IO_2] (Abb. 28), die gemischtvenöse Sauerstoffsättigung (Abb. 28), den pulmonalvaskulären Widerstand (PVR, Abb. 29) und die totale Compliance (Abb. 29) festgestellt werden. Davon zeigten die Verläufe der Kontusionsgruppe für die Parameter PAPm, P. insp und PVR zusätzliche Progredienz. Die oben genannten Parameter betreffen im wesentlichen die Lungenmechanik und die pulmonale Strombahn.

Der periphere Stoffwechsel zeigt zudem Anzeichen einer vermehrten peripheren Sauerstoffausschöpfung bzw. auch eines erhöhten Sauerstoffverbrauchs (VO_2, Abb. 27, 28).

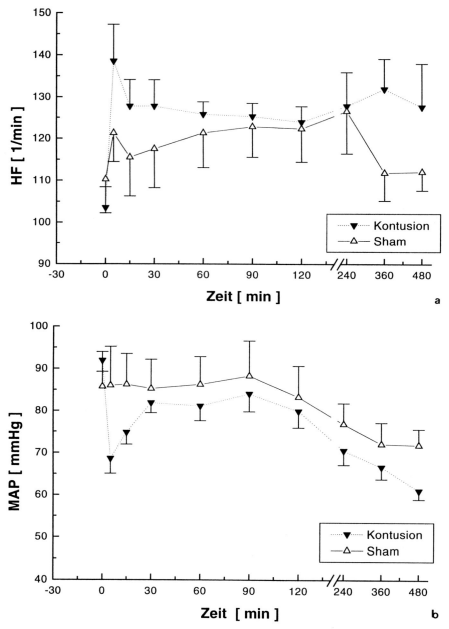

Abb. 21. a Herzfrequenz und **b** arterieller Mitteldruck nach experimenteller isolierter homolateraler Lungenkontusion: Als Tendenz kommt es bei der Gruppe der lungenkontusionierten Tiere (Kontusion) unmittelbar nach der Verletzung zu einer tachykarden Reaktion, die etwa 1 h anhält; nach 4 h trennt sich der weitere Verlauf der Gruppen wiederum, ohne auch hier signifikante Unterschiede zu erreichen. Beim mittleren artereriellen Druck kommt es in der Kontusionsgruppe nach der Verletzung zu einer 30 min anhaltenden relativen Hypotonie, Signifikanzniveaus werden ebenfalls nicht erreicht

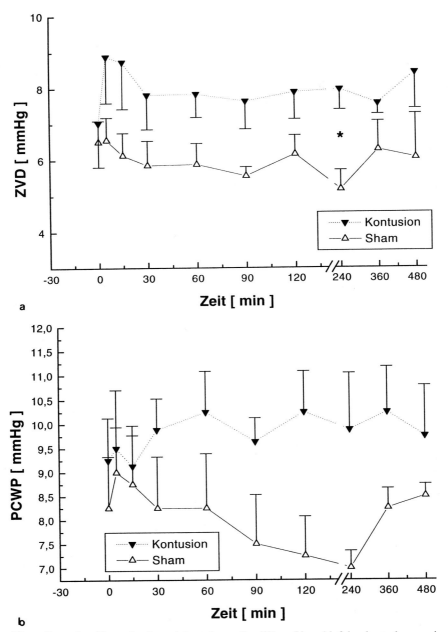

Abb. 22. a Zentraler Venendruck und **b** pulmonalkapillärer Verschlußdruck nach experimenteller isolierter homolateraler Lungenkontusion: Beide Druckwerte zeigen als Folge der Verletzung tendenzielle Anstiege für die Kontusionsgruppe, ein signifikanter Unterschied wird nicht erreicht

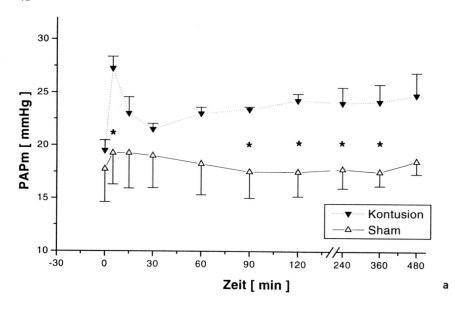

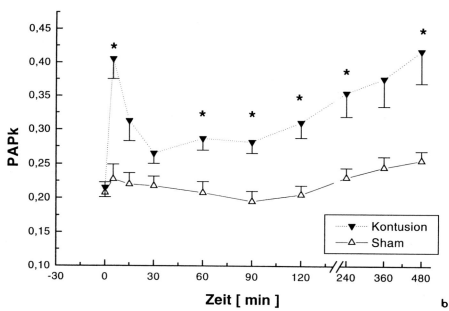

Abb. 23 a, b. Pulmonalarterieller Mitteldruck als direkter Meßwert und korrigiert nach dem Systemdruck (PAPm/MAP = PAPk) nach experimenteller isolierter homolateraler Lungenkontusion: Die Kurven zeigen gleichförmige Verläufe für die Kontrollgruppe (Sham) sowie kurzzeitig unmittelbar nach der Verletzung einen Anstieg des pulmonal-arteriellen Mitteldrucks. Im weiteren bestehen dann kontinuierlich, bei 60–90 min signifikante (*) und erkennbar *progrediente* PAP-Unterschiede in den Gruppen

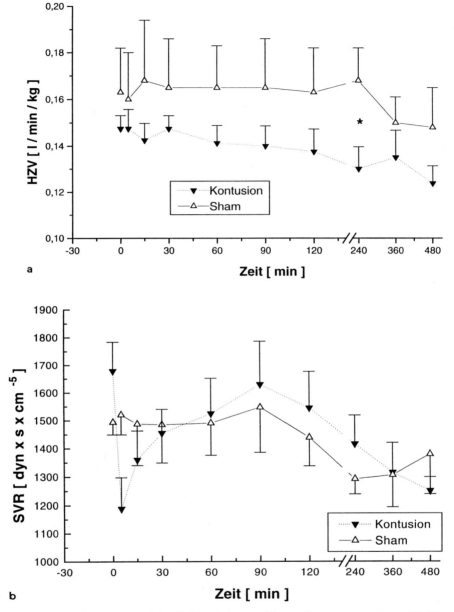

Abb. 24. a Herzzeitvolumen auf kg KG korrigiert und **b** errechneter systemischer Gefäßwiderstand nach experimenteller isolierter homolateraler Lungenkontusion: tendenziell ist das HZV in der Kontusionsgruppe im gesamten Untersuchungszeitraum niedriger als in der Sham-(Kontroll-)Gruppe. Der (errechnete) systemische Gefäßwiderstand zeigt nur in der Kontusionsgruppe unmittelbar nach der Verletzung einen relevanten Abfall, der sich jedoch innerhalb von 15 min wieder erholt. Signifikanzniveaus werden nicht erreicht

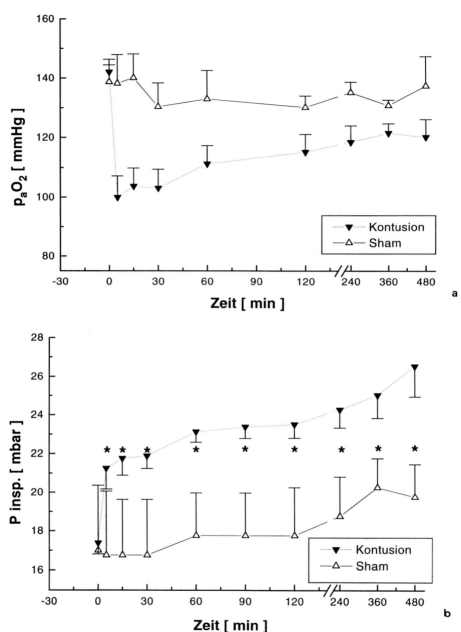

Abb. 25. a Arterieller pO_2 und **b** maximaler inspiratorischer Beatmungsdruck nach experimenteller isolierter homolateraler Lungenkontusion: Bei eingestellter Standardtherapie (2.2.2.4) kommt es in der Kontusionsgruppe unmittelbar nach der Verletzung zu einem etwa 60 min anhaltenden Abfall des p_aO_2, ohne jedoch einen Bereich der Hypoxämie zu erreichen (s. auch Abb. 28: p_aO_2/F_IO_2). Für beide Gruppen bleibt der p_aO_2 im gesamten Untersuchungszeitraum zwischen 100 und 140 mmHg (Spannweite 70–165). Der P. insp. zeigt bei Standardeinstellung des Atemzug- und -minutenvolumens (2.2.2.4) in der Kontusionsgruppe im gesamten Untersuchungszeitraum einen signifikanten (*) und *progredienten* Anstieg, beginnend unmittelbar nach der Verletzung

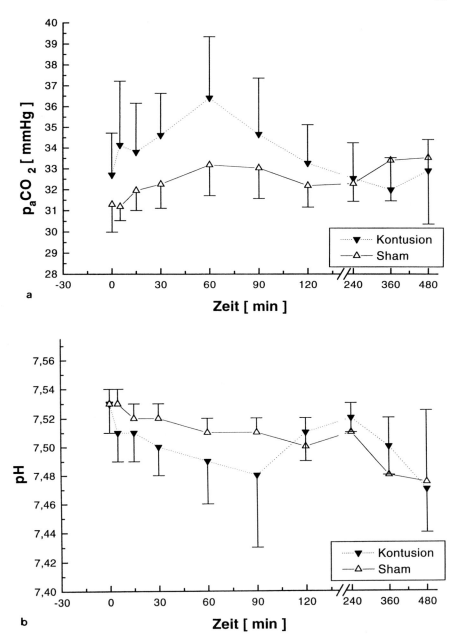

Abb. 26. a Arterieller pCO_2 und **b** pH nach experimenteller isolierter homolateraler Lungenkontusion: Die Werte zeigen im gesamten Untersuchungszeitraum unter Standardtherapie (2.2.2.4) gleichförmige Verläufe innerhalb der physiologischen Spannweiten [112, 216]. Demgemäß ergeben sich keine Anzeichen für eine relevante alveoläre Hypoventilation bzw. eine Störung im Säure-Basen-Haushalt

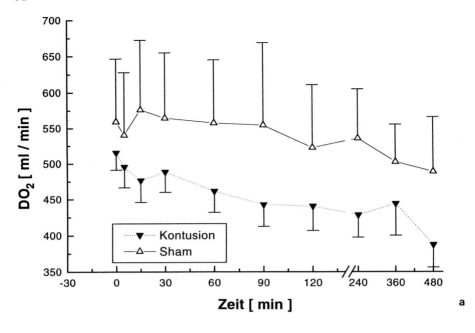

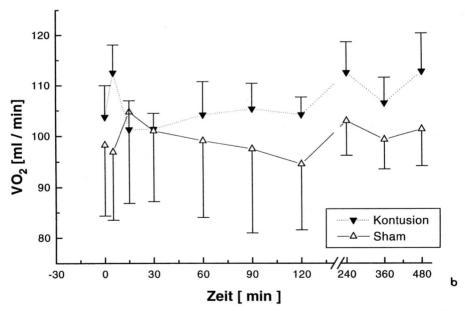

Abb. 27. a Errechneter Sauerstoff-Transport und **b** -verbrauch nach experimenteller isolierter homolateraler Lungenkontusion: Der Sauerstoff*transport* ist als Tendenz in der Kontusionsgruppe im gesamten Untersuchungszeitraum niedriger als bei der Sham-(Kontroll-) Gruppe ohne jedoch ein Signifikanzniveau zu erreichen. Der Sauerstoff*verbrauch* zeigt im späteren Verlauf des Untersuchungszeitraums einen nicht signifikanten Anstieg bei den kontusionsverletzten Tieren

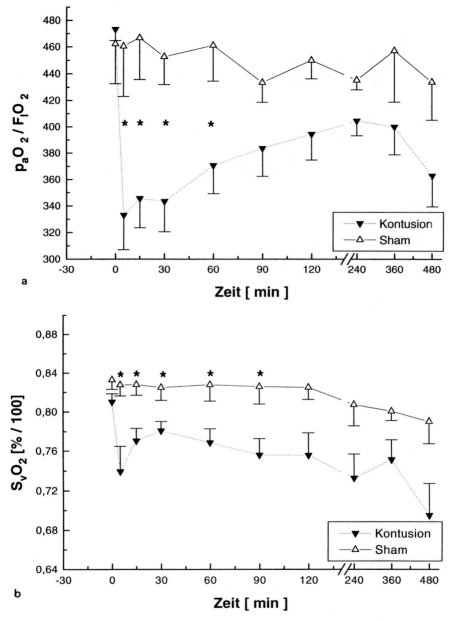

Abb. 28. a Horovitz-Oxigenierungsquotient und **b** gemischtvenöse Sauerstoffsättigung nach experimenteller isolierter homolateraler Lungenkontusion: Für den Zeitraum von 60 min nach der Verletzung kommt es in der Kontusionsgruppe zu einem signifikanten Abfall (*) der Sauerstoffaustauschleistung der Lunge. Der Oxygenierungsquotient bleibt aber auch im weiteren Verlauf in der Kontusionsgruppe erkennbar niedriger als in der Sham(Kontroll-)Gruppe. Die S_vO_2 ist (bei nicht verändertem Hb) ebenfalls in der Kontusiongruppe für 60–90 min in signifikantem Ausmaß (*) vermindert und auch im weiteren Verlauf für diese Gruppe im Vergleich erniedrigt [s. dazu auch den Verlauf des HZV (Abb. 24)] und zeigt damit eine relativ vermehrte periphere Sauerstoffausschöpfung an

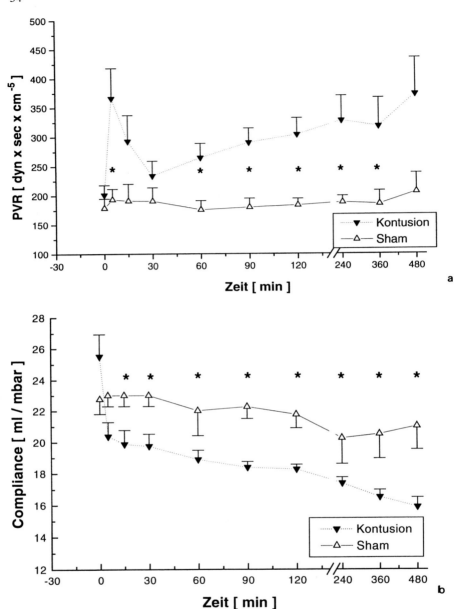

Abb. 29. a Errechneter pulmonaler Gefäßwiderstand und **b** totale Compliance nach experimenteller isolierter homolateraler Lungenkontusion: Der PVR steigt in der Kontusionsgruppe zunächst unmittelbar nach der Verletzung erheblich an, nivelliert sich innerhalb von 30 min wieder, um dann erneut signifikant (*) und *progredient* für den gesamten Untersuchungszeitraum anzusteigen. Die gemessene Compliance zeigt demgegenüber, beginnend jedoch innerhalb von Minuten nach der Verletzung, für die Kontusionsgruppe einen signifikanten (*) und erkennbar *progredienten* Abfall im gesamten Untersuchungszeitraum

3.4.3 Lokale alveoläre Reaktionen
nach experimenteller isolierter homolateraler Lungenkontusion

Parameter der bronchoalveolären Lavage, die eine lokale alveoläre Reaktion auf die experimentelle Schädigung zeigen, sind zunächst die PMN: schon unmittelbar nach dem lokalen Trauma ist in der kontusionierten Lunge eine alveoläre PMN-Anflutung festzustellen, die über die nächsten Stunden weiter progredient ist. Innerhalb des Beobachtungszeitraums von 480 min kommt es zudem auch zu einer gleichsinnigen Anflutung der PMN in der primär unverletzten, kontralateralen Lunge (Abb. 30).

3.4.3.1 Komplement- und Gerinnungsaktivierung

Die Analysen des Komplementfaktors C3 und des terminalen Komplementkomplexes (TCC) zeigen eine lokale Aktivierung des humoralen Komplementsystems als Antwort auf die experimentelle Kontusionsschädigung (Abb. 31, Tabelle 10). Die lokale Komplementaktivierung sowohl in der kontusionierten, als auch – geringer ausge-

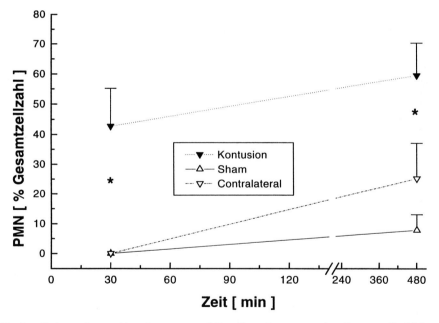

Abb. 30. Anteil der polymorphkernigen neutrophilen Granulozyten an der Gesamtzellzahl in der BAL nach experimenteller isolierter homolateraler Lungenkontusion: Angegeben sind die Daten für die kontusionierte (K) und die primär unverletzte, kontralaterale Lunge (CL), sowie die Werte der Sham-(Kontroll-)Tiere (S). Bereits nach 30 min sind die PMN in der kontusionierten Lunge deutlich erhöht [signifikant (*) gegenüber CL und S], dies ist in den nächsten Stunden *progredient* [zum Zeitpunkt 480 min ebenfalls signifikant (*) gegenüber CL und S]. Die kontralaterale Lunge reagiert ebenfalls und erreicht zum Zeitpunkt 480 min nahezu 50% des Wertes der kontusionierten Lunge (CL gegenüber S zum Zeitpunkt 480 min nicht signifikant). Die korrespondierenden Werte der klinischen Studie sind in Abb. 6 dargestellt

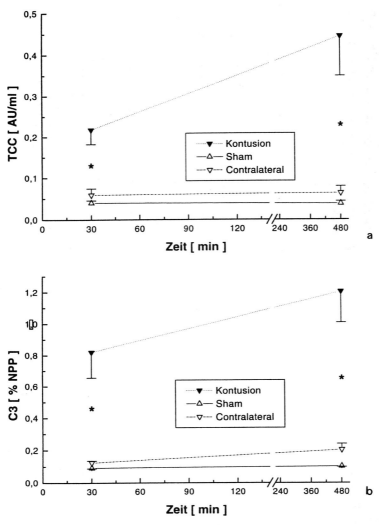

Abb. 31. a Terminaler Komplementkomplex in der BAL nach experimenteller isolierter homolateraler Lungenkontusion: Angegeben sind die Daten für die kontusionierte und die primär unverletzte, kontralaterale Lunge, sowie die Werte der Sham-(Kontroll-)Tiere. Weitere Daten zum TCC, umgerechnet auf die Konzentrationen in der ELF (2.1.3.2.2) sowie zur Plasmakonzentration gibt Tabelle 10. Die Daten zeigen in der kontusionierten Lunge [signifikant (*) unterschiedlich zu S und CL] zu den Zeitpunkten 30 und 480 min eine Erhöhung des TCC mit *Progredienz* im Untersuchungszeitraum. Die TCC-Konzentration in der BAL steigt bis zu 1/3–1/2 der mittleren Plasmakonzentration von TCC (Tabelle 10, Abb. 45). Die kontralaterale Lunge zeigt erhöhte Werte im Vergleich zu den Sham(Kontroll-)Tieren ohne jedoch ein Signifikanzniveau zu erreichen. **b** Komplementfaktor C3 in der BAL nach experimenteller isolierter homolateraler Lungenkontusion: Angegeben sind die unkorrigierten Daten für die kontusionierte und die primär unverletzte, kontralaterale Lunge sowie die Werte der Sham-(Kontroll-)Tiere. Weitere Daten zum C3 korrigiert auf die Konzentrationen in der ELF sowie zur Plasmakonzentration zeigt Tabelle 10. Die Daten zeigen in der kontusionierte Lunge [signifikant (*) unterschiedlich zu S und CL] zu den Zeitpunkten 30 und 480 min eine Erhöhung des Proteins C3 mit *Progredienz* im Untersuchungszeitraum. Die kontralaterale Lunge zeigt erhöhte Werte im Vergleich zu den Sham(Kontroll-)Tieren ohne jedoch ein Signifikanzniveau zu erreichen (siehe auch Tab. 10 und Plasmaverläufe von TCC und C3 in den Abb. 45, 46) (K. Hogasen/Oslo)

Tabelle 10. Lokale Komplementaktivierung: Vergleichende Darstellung von TCC (AU/ml) und C3 [% normal pig plasma (NPP)] als unkorrigierte Werte, auf die Konzentration in der ELF umgerechnet sowie als Plasmakonzentrationen (s. auch Abb. 31): Die Charakteristik der Verläufe in der kontusionierten Lunge für TCC und C3 ist von der Art der Darstellung unabhängig. Eine lokale Komplementaktivierung ist evident: Der Quotient von BAL- zu Plasmakonzentration ist für TCC (C5b-9, Produkt der Komplementaktivierung als gemeinsame terminale Sequenz für den klassischen und den alternativen Weg) in der BAL- und in der ELF-Konzentration unverhältnismäßig höher als für den korrespondierenden Komplementfaktor C3 (MG: 180.000 Dalton), obwohl TCC das größere Molekül (MG: ~1.000.000 Dalton) ist (Abkürzungen s. Abb. 30)

Terminaler Komplementkomplex (TCC) [AU/ml]

	BAL		ELF		Plasma	
Zeitpunkt (min)	30	480	30	480	30	480
K	0,22	0,44	3,01	3,88	1,43	1,11
±	0,03	0,1	0,5	0,6		
CL	0,06	0,06	1,06	0,98	1,43	1,11
±	0,01	0,02	0,3	0,2		
S	0,045	0,035	0,79	0,96	0,73	0,61
±	0,01	0,01	0,1	0,2		

Komplement-Faktor C3 [% NPP]

	BAL		ELF		Plasma	
Zeitpunkt (min)	30	480	30	480	30	480
K	0,82	1,20	11	10,9	82,1	62,7
±	0,15	0,18	0,5	0,6		
CL	0,13	0,2	2,32	3,68	82,1	62,7
±	0,01	0,03	0,29	0,72		
S	0,1	0,1	1,98	2,4	75	68,1
±	0,01	0,01	0,18	0,46		

prägt – in der kontralateralen Lunge ist, wie die lokale zelluläre Aktivierung (Abb. 30), im Beobachtungszeitraum progredient. Ebenso läßt sich lokal alveolär eine globale Aktivierung des Gerinnungssystems schon 0,5 h nach der Verletzung, und über 8 h weitgehend auf die verletzte Lunge begrenzt, nachweisen (Abb. 32).

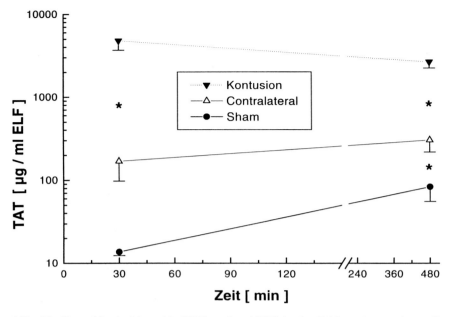

Abb. 32. Thrombin-Antithrombin-III-Komplex (TAT) in der BAL nach experimenteller isolierter homolateraler Lungenkontusion: Angegeben sind die Daten für die kontusionierte und die primär unverletzte, kontralaterale Lunge, sowie die Werte der Sham-(Kontroll-)Tiere. Die Werte sind auf die Konzentration in der ELF (2.1.3.2.2) umgerechnet. Die Daten zeigen in der kontusionierten Lunge eine signifikante (*) frühe Aktivierung des Gerinnungssystems. Die primär unverletzte kontralaterale Lunge zeigt nach 8 h ebenfalls eine gegenüber den Kontrolltieren signifikant (*) unterschiedliche Begleitreaktion

3.4.3.2 Alveokapilläre Barriere

3.4.3.2.1 Pulmonal-mikrovaskuläre Albuminpermeabilität
Zusätzlich zu den zellulären und humoralen Markern der lokal-alveolären Reaktion (Abb. 30–32) kommt es innerhalb von 30 min nach der experimentellen Lungenkontusion zu einer lokalen Erhöhung der pulmonal-mikrovaskulären Permeabilität für das Serumalbumin. Diese Veränderungen zeigen sich nach 480 min auch in der kontralateralen Lunge und sind progredient (Abb. 33).

3.4.3.2.2 Surfactant
Surfactantzusammensetzung. Die Gesamtphospholipidkonzentration in den kontusionierten Lungen ist im gesamten Untersuchungszeitraum gegenüber den kontralateralen Seiten und im Vergleich zu den Kontrolltieren erniedrigt (Abb. 34).

Das Phospholipidspektrum des Surfactant (Abb. 35–39) zeigt im Versuchsablauf einige erkennbare Veränderungen: PI (Abb. 36) und PE (Abb. 37) sowie SPH (Abb. 39) sind im gesamten Beobachtungszeitraum tendenziell in der kontusionierten Lunge erhöht, das PC (Abb. 38) zeigt demgegenüber zum Zeitpunkt der 8. Stunde einen ten-

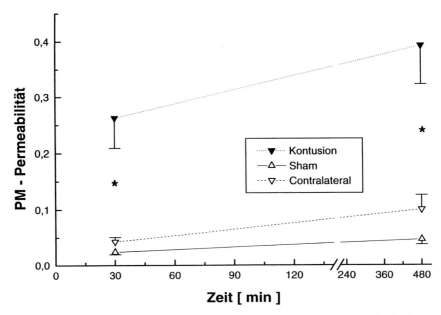

Abb. 33. Pulmonal-mikrovaskuläre Permeabilität für Albumin nach experimenteller isolierter homolateraler Lungenkontusion: Angegeben sind die Daten für die kontusionierte und die primär unverletzte, kontralaterale Lunge sowie die Werte der Sham-(Kontroll-)Tiere. Bereits nach 30 min ist die PMP in der kontusionierten Lunge deutlich erhöht, dies ist in den nächsten Stunden *progredient* [signifikant (*) gegenüber CL und S]. Die kontralaterale Lunge reagiert ebenfalls und überschreitet zum Zeitpunkt 480 min sicher den Normalbereich (CL gegenüber S zum Zeitpunkt 480 min nicht signifikant). Die korrespondierenden Werte der klinischen Studie sind in Abb. 7 dargestellt

denziellen Abfall in seinem relativen Anteil an den Gesamtphospholipiden. Signifikanzniveaus werden durch die dargestellten Veränderungen allerdings nicht erreicht.

Biophysikalische Surfactantfunktion. Die biophysikalische, oberflächenspannungsverändernde Eigenschaft des Lungensurfactant ist nach 2 unterschiedlichen Auswertungsverfahren (Abb. 40, 41) schon unmittelbar nach der experimentellen Kontusion in der verletzten Lunge signifikant vermindert. In geringerem Ausmaß (jedoch auch signifikant gegenüber dem Normalbereich) betrifft diese Funktionseinschränkung des Surfactant auch die kontralaterale Lunge. Die Funktionsveränderungen bleiben über den Untersuchungszeitraum gleich.

Die Korrelation zwischen dem Ausmaß der pulmonal-mikrovaskulären Permeabilität für Albumin und den oberfächenspannungsveränderten Surfactanteigenschaften (Abb. 42) läßt sich durch eine Exponentialfunktion beschreiben (Abb. 43).

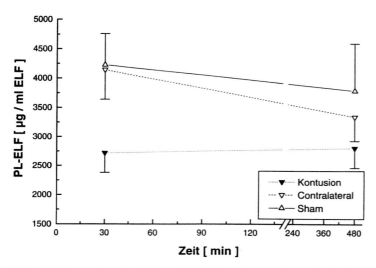

Abb. 34. Gesamtphospholipide in der BAL nach experimenteller isolierter homolateraler Lungenkontusion: Angegeben sind die Daten (korrigiert auf die Konzentration pro ml ELF) für die kontusionierte und die primär unverletzte, kontralaterale Lunge sowie die Werte der Sham-(Kontroll-)Tiere. Die Phospholipidkonzentrationen in der kontusionierten Lunge sind geringer als in der CL- und S-Gruppe, ohne jedoch ein Signifikanzniveau zu erreichen. Relevante Veränderungen innerhalb des Untersuchungszeitraums sind für keine Gruppe festzustellen. Die korrespondierenden Werte der klinischen Studie sind in Abb. 8 dargestellt

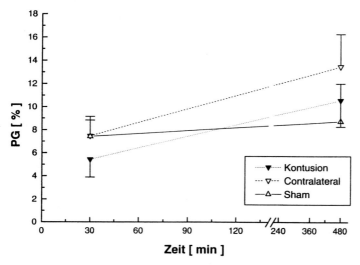

Abb. 35. Phosphatidylclycerol (PG) nach experimenteller isolierter homolateraler Lungenkontusion: Angegeben sind die Daten für die kontusionierte und die primär unverletzte kontralaterale Lunge sowie die Werte der Sham-(Kontroll-)Tiere. Relevante Reaktionen bzw. Veränderungen sind für keine Gruppe festzustellen. Die korrespondierenden Werte der klinischen Studie sind in Abb. 9 dargestellt

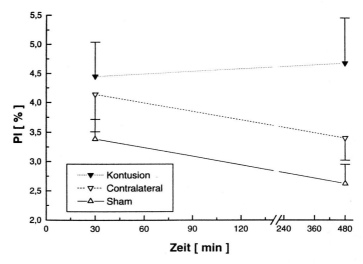

Abb. 36. Phosphatidylinositol (PI) nach experimenteller isolierter homolateraler Lungenkontusion: Angegeben sind die Daten für die kontusionierte und die primär unverletzte, kontralaterale Lunge, sowie die Werte der Sham-(Kontroll-)Tiere. Die Werte der kontusionierten sowie der kontralateralen Lunge erscheinen gegenüber dem Normalbereich erhöht, die Unterschiede erreichen jedoch kein Signifikanzniveau. Die korrespondierenden Werte der klinischen Studie sind in Abb. 10 dargestellt

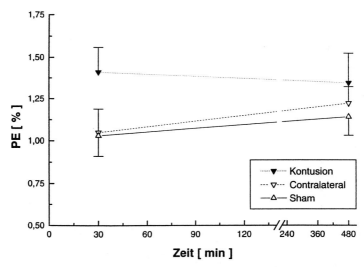

Abb. 37. Phosphatidylethanolamin (PE) nach experimenteller isolierter homolateraler Lungenkontusion: Angegeben sind die Daten für die kontusionierte und die primär unverletzte, kontralaterale Lunge, sowie die Werte der Sham-(Kontroll-)Tiere. Die Werte der kontusionierten Lunge erscheinen gegenüber dem Normalbereich erhöht, die Unterschiede erreichen jedoch kein Signifikanzniveau. Die korrespondierenden Werte der klinischen Studie sind in Abb. 11 dargestellt

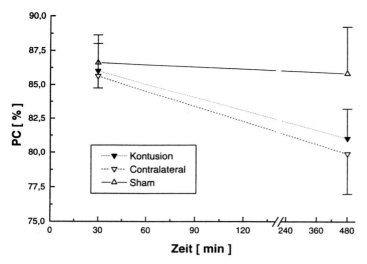

Abb. 38. Phosphatidylcholin (PC) nach experimenteller isolierter homolateraler Lungenkontusion: Angegeben sind die Daten für die kontusionierte und die primär unverletzte, kontralaterale Lunge, sowie die Werte der Sham-(Kontroll-)Tiere. Die Werte der kontusionierten sowie der kontralateralen Lunge sind zum Zeitpunkt 30 min im Bereich der Normalwerte (S), zeigen jedoch zum Zeitpunkt 480 min beide (K und CL) einen Abfall im relativen Anteil der Phospholipide. Die korrespondierenden Werte der klinischen Studie sind in Abb. 12 dargestellt

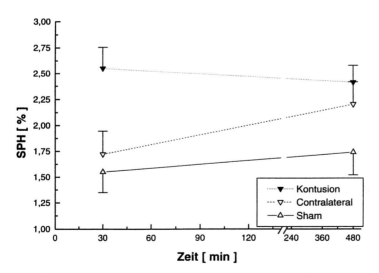

Abb. 39. Sphingomyelin (SPH) nach experimenteller isolierter homolateraler Lungenkontusion: Angegeben sind die Daten für die kontusionierte und die primär unverletzte, kontralaterale Lunge sowie die Werte der Sham-(Kontroll-)Tiere. Die Werte der kontusionierten Lunge erscheinen gegenüber dem Normalbereich erhöht, erreichen jedoch kein Signifikanzniveau. Die korrespondierenden Werte der klinischen Studie sind in Abb. 13 dargestellt

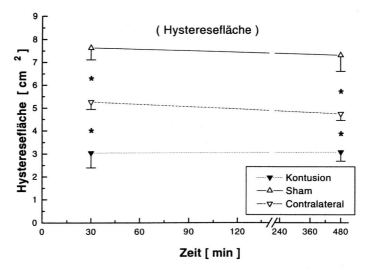

Abb. 40. Biophysikalische Surfactantfunktion (gemessen an der Größe [cm^2] der von der Hysteresekurve umlaufenen Fläche) nach experimenteller isolierter homolateraler Lungenkontusion: Angegeben sind die Daten für die kontusionierte und die primär unverletzte, kontralaterale Lunge sowie die Werte der Sham-(Kontroll-)Tiere. Sowohl die Werte für die kontusionierte Lunge wie der primär unverletzten kontralateralen Lunge sind zu beiden Zeitpunkten signifikant (*) von den Normalwerten verschieden (s. auch Abb. 42) signifikant (*) ist zudem der Unterschied von K zu Cl

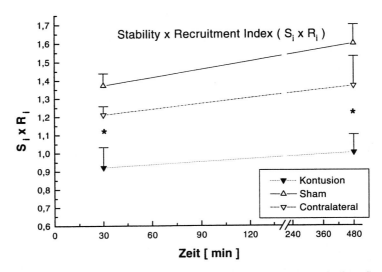

Abb. 41. Biophysikalische Surfactantfunktion (gemessen am Produkt der Funktionsindizes S_i und R_i) nach experimenteller isolierter homolateraler Lungenkontusion: Angegeben sind die Daten für die kontusionierte und die primär unverletzte, kontralaterale Lunge, sowie die Werte der Sham-(Kontroll-)Tiere. Die Werte der kontusionierten Lunge sind signifikant (*) von den Werten der kontralateralen Lunge und den Normalwerten verschieden.

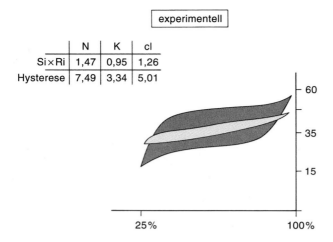

Abb. 42. Darstellung der biophysikalischen Surfactantfunktion bei experimenteller isolierter homolateraler Lungenkontusion durch Messung der oberflächenspannungsverändernden Eigenschaften auf dem Wilhelmy-Oberflächentensiometer (ausführliche Wertedarstellung in Abb. 40, 41): Die in der Tabelle angegebenen Werte zeigen die deutlich unterschiedlichen Größen der von den Hysteresekurven umlaufenen Flächen für die kontusionierten Lungen (*K*), die kontralateralen Lungen (*CL*) und die normalen Lungen der Kontrolltiere (*N*). Die graphische Darstellung zeigt exemplarisch eine Kurven- und Flächencharakteristik (*weiss im Vordergrund*) einer umlaufenen Hysteresekurve für den extrahierten Surfactant aus einer kontusionierten Lunge; im Hintergrund (*schwarz*) eine normale Hysteresekurve und -fläche eines Kontrolltieres. (*Abszisse* Kompression des Oberflächenfilms in %; *Ordinate* dyn/cm). Die korrespondierenden Ergebnisse der klinischen Studie sind in Abb. 14 dargestellt

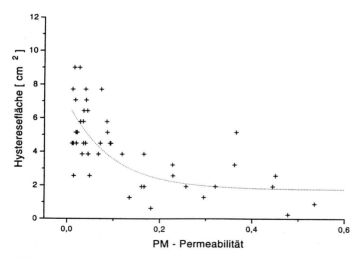

Abb. 43. Korrelation der pulmonal-mikrovaskulären Permeabilität für Albumin zur biophysikalischen Surfactantfunktion: Eine Abhängigkeit dieser Parameter, deren Annahme sich durch Ergebnisse von In-vitro-Untersuchungen [115, 188] stützt, läßt sich über eine Exponentialfunktion beschreiben. Die statistische Auswertung nach dem X^2-Test zeigt auf dem 0,05-Signifikanzniveau keinen Widerspruch zu der angenommenen Korrelation

3.4.4 Systemische Reaktionen
nach experimenteller isolierter homolateraler Lungenkontusion

Insgesamt waren die systemischen Reaktionen im Untersuchungszeitraum bei den kontusionierten Tieren und bei den Kontrolltieren begrenzt (s. 3.4.1): Es kam zu keinen Hb-Verlusten (keine Darstellung), keiner Leukozytose (keine Darstellung), keiner relevanten Verschiebung im Säure-Basen-Haushalt (Abb. 26) und keinen Temperaturregulationsstörungen. Auch das Serumlactat (Abb. 44) zeigt im Vergleich der Gruppen keine richtungsweisenden Unterschiede bzw. Veränderungen.

Aus den Werten für TCC und C3 im Plasma läßt sich jedoch eine systemische Aktivierung des Komplementsystems ablesen (Abb. 45, 46). Zusätzlich kommt es zu einer globalen Gerinnungsaktivierung (Abb. 47) und, innerhalb von 30 min nach der Verletzung, zu einer zellulären Aktivierung der peripheren PMN, gemessen am LNPI (Abb. 48).

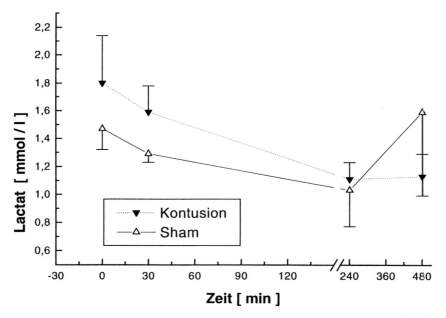

Abb. 44. Lactat im Serum nach experimenteller isolierter homolateraler Lungenkontusion: Ein relevanter Unterschied zwischen Kontusions- und Sham-(Kontroll-)Gruppe besteht zu keinem Zeitpunkt, ebenso kein erkennbar typischer Verlauf für eine Gruppe

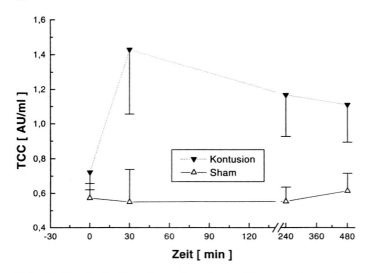

Abb. 45. Terminaler Komplementkomplex im Plasma nach experimenteller isolierter homolateraler Lungenkontusion: Die Daten zeigen die Verläufe für die Tiere mit Kontusionsverletzung (Kontusion) und für die Kontrolltiere (Sham) zu den Zeitpunkten 0, 30, 240 und 480 min. Die TCC-Werte der Kontrolltiere (Sham) bleiben im gesamten Untersuchungszeitraum stabil. Demgegenüber zeigen die TCC-Werte bei den lungenkontusionierten Tieren als Zeichen einer Aktivierung des Komplementsystems einen erkennbaren frühen und dann anhaltenden Anstieg, der jedoch das geforderte Signifikanzniveau nicht erreicht

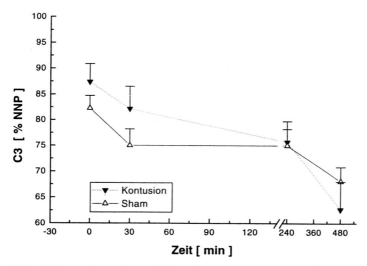

Abb. 46. Komplementfaktor C3 im Plasma nach experimenteller isolierter homolateraler Lungenkontusion: Die Daten zeigen die Verläufe für die Tiere mit Kontusionsverletzung (Kontusion) und für die Kontrolltiere (Sham) zu den Zeitpunkten 0, 30, 240 und 480 min. Die C3-Werte zeigen für beide Gruppen im gesamten Untersuchungszeitraum einen gleichförmigen, leicht abfallenden Verlauf

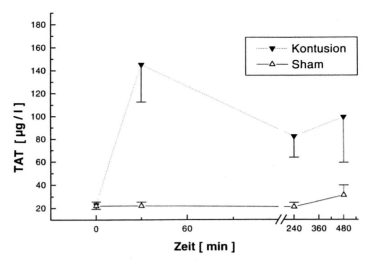

Abb. 47. Thrombin-Antithrombin-III-Komplex (TAT) im Plasma nach experimenteller isolierter homolateraler Lungenkontusion: Die Daten zeigen die Verläufe für die Tiere mit Kontusionsverletzung (Kontusion) und für die Kontrolltiere (Sham) zu den Zeitpunkten 0, 30, 240 und 480 min. Die TAT-Verläufe für die Kontrolltiere blieben im gesamten Untersuchungszeitraum stabil und im Normalbereich. Bei den kontusionsverletzten Tieren kommt es zu einer anhaltenden Gerinnungsaktivierung

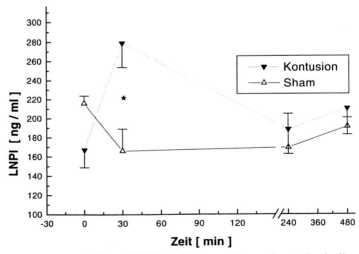

Abb. 48. Leucocyte-neutral-protease-Inhibitor (LNPI) im Plasma nach experimenteller isolierter homolateraler Lungenkontusion: Die Daten zeigen die Verläufe für die Tiere mit Kontusionsverletzung (Kontusion) und für die Kontrolltiere (Sham) zu den Zeitpunkten 0, 30, 240 und 480 min. LNPI wird bei PMN-Aktivierung freigesetzt und zeigt die innerhalb von 30 min nach der Verletzung erreichte signifikante (*) Aktivierung der peripheren zellulären Systeme an (Prof. M. Jochum und Dr. W. Teschauer, LMU München)

4 Diskussion

4.1 Einordnung der klinischen Ergebnisse

Es gilt als gesicherte Erkenntnis, daß die Lungenkontusion mit ihren unmittelbaren klinisch erkennbaren Auswirkungen [133, 136, 142, 213] und den durch sie vermittelten Folgereaktionen [47, 65, 136, 183, 211] eine Verletzung mit einer hohen Komplikationsdichte und Letalität [5, 6, 85, 100, 118, 152, 166, 176, 177, 198, 217, 239] sowie ein bedeutsamer Trigger des progressiven Lungenversagens [5, 18, 152, 157, 183] ist. Die Folgen der Kontusion zeigen progrediente Verläufe [2, 19, 21, 50, 66, 74, 75, 122, 151, 200, 231], wobei ihre maximale Ausprägung um die 24. Stunde nach Trauma angenommen wird [47, 58, 65, 66, 138]. Zusatzverletzungen verstärken die Komplikationsdichte [64, 93, 100, 122, 152, 180, 211, 217, 239] aber auch der mögliche negative Einfluß von therapeutischen Maßnahmen auf den letztendlichen Behandlungsausgang wird diskutiert [1, 26, 63, 68, 130, 173, 178, 199, 214]. Insbesondere Konzepte zur Wahl des Zeitpunkts und die Art der operativen Versorgung der Zusatzverletzungen sind umstritten [16, 38, 55, 78, 101, 106, 135, 148, 149, 184, 193, 203].

Auch die Ergebnisse der eigenen *klinischen* Untersuchungen (3.1) zeigen für die Lungenkontusion im Rahmen einer schweren Mehrfachverletzung gegenüber Vergleichsgruppen eine bis zum Doppelten erhöhte Letalität sowie eine um das 1,5fache erhöhte Beatmungsdauer und Inzidenz des MOV. Die mit der Lungenkontusion verbundene hohe Inzidenz des MOV scheint dabei eine Hauptursache für die hohe Beatmungsdauer und die erhöhte Letalität zu sein.

Durch die Untersuchungsmethode der BAL gelang es, in den weiteren klinischen Untersuchungen (3.2–3.3) relativ systematisch lokale posttraumatische Reaktionen in der kontusionsverletzten Lunge zu beschreiben: es konnte zunächst der frühe (< 12. Stunde) Anstieg des PMN-Granulozytenanteils im alveolären Zellspektrum mit einer damit einhergehenden Aktivierung und Degranulierung (< 48. Stunde) nachgewiesen werden. Dies wird durch andere Untersuchungen [167, 183] bestätigt, die ebenfalls eine früh postkontusionelle (< 72. Stunde) PMN-Reaktion als bedeutsam für den weiteren Verlauf nach Lungenkontusion herausarbeiten konnten.

Die eigenen Ergebnisse zeigen ebenfalls eine lokale Anflutung von potenten inflammatorischen Mediatoren: Das Komplementspaltprodukt C3a ist, intraalveolär nachgewiesen, Marker einer erfolgten lokalen Komplementaktivierung [20, 82, 139, 237]. Weiterhin hat C3a als „Anaphylatoxin" spasmogene, permeabilitätssteigernde, chemotaktische, aggregierende und weitere Eigenschaften, über die u.a. der Übergang von der humoralen zur zellulären Ebene der Entzündungsreaktion vermittelt wird [20, 62, 82, 175, 187, 194, 223]. Die intraalveolär nachweisbare PMN-Elastase ist als Folge der Degranulation von PMN anzusehen (was auch durch den Nachweis von

Laktoferrin und Myeloperoxidase gestützt wird [28]); es handelt sich um eine unspezifisch gewebedestruierende Protease, deren lokale Freisetzung gleichsinnig mit der Wirkung des C3a eine Erhöhung der endothelialen und epithelialen Permeabilität zur Folge hat.

Entsprechend konnte auch in den eigenen klinischen Untersuchungen eine Erhöhung der alveolokapillaren Permeabilität für Serumproteine (< 12. Stunde) nachgewiesen werden, die zwar bis zur 36. Stunde wieder geringfügig abnimmt, jedoch weit übernormal erhöht bleibt und, neben dem einzig sicher nicht lokal synthetisierbaren Albumin [48, 92, 95, 142, 218], ein weites Proteinspektrum (Transferrin: ~80.000 Dalton, α-2-Makroglobulin: ~720.000 Dalton) umfaßt. Ungewöhnlich erscheint nur, daß nach den eigenen Ergebnissen die lokale Serumproteinpermeabilität den α-1-Proteinaseinhibitor (α-1-PI) als lokalen physiologischen PMN-Elastaseinhibitor [97] nur in geringerem Umfang mit erfaßt. Möglicherweise ist dies methodisch durch quantitative Komplexierung mit der PMN-Elastase, oder aber über eine Inaktivierung des α-1-PI durch (aus PMN freigesetzte) Sauerstoffradikale [98], erklärbar. Die weitgehend hepatische Neusynthese des α-1-PI als „Akute-Phase-Protein" kann zudem möglicherweise in dem zugrundeliegenden klinischen Untersuchungsintervall von 48 h nach Trauma noch nicht in genügendem Umfang erfolgt sein.

Das lokale proteinreiche Ödem nach Lungenkontusion wurde durch verschiedene klinische und experimentelle Untersuchungsansätze [31, 73, 136, 149, 186] schon früher nachgewiesen, bzw. auch als pathogenetisch bedeutsam postuliert [32, 47, 65, 66]. Seeger [188] gelang dazu der in-vitro Nachweis, daß der alveoläre Surfactant in seiner biophysikalischen, oberflächenspannungsverändernden Funktion durch Plasmaproteine inhibiert wird; dieser Effekt wurde für verschiedene Proteine, u.a. auch für Albumin, nachgewiesen. Die Annahme eines Zusammenhangs [136, 159] zwischen dem proteinreichen Ödem und der Inhibierung des Surfactant als Ursache der progredienten Gasaustauschstörungen, wie sie klinisch von der Lungenkontusion bekannt sind, liegt nahe. Daher sind in die eigenen klinischen und experimentellen Untersuchungen Analysen der biochemischen Zusammensetzung und der biophysikalischen Funktion des Surfactants aufgenommen worden:

Die Konzentrationen der Gesamtphospholipide des Surfactant in der BAL zeigen eine postkontusionelle Erhöhung mit Maximum zwischen der 12. und 36. Stunde. Dies gilt auch für den Anteil des Phosphatidycholins (PC), dem quantitativ und funktionell bedeutsamsten Phospholipid. Auch das Phosphatidylethanolamin (PE) zeigt eine postkontusionelle Erhöhung seines relativen Anteils, die als posttraumatische Reaktion bereits in anderem Zusammenhang festgestellt wurde [29], und dessen Beteiligung an der Ausbildung der lokalen entzündlichen Mechanismen diskutiert wird [191].

Die Analyse der biophysikalischen Funktion des Surfactant ergibt eine deutliche Inhibierung der oberflächenspannungsverändernden Eigenschaften in den Probenabnahmen aus der kontusionierten Lunge.

Zusammengefaßt sprechen die Ergebnisse der *klinischen* Untersuchungen für eine lokale inflammatorische Reaktion mit einem Maximum um die 24. Stunde nach Lungenkontusion. Die Verläufe für den alveolären Anteil der PMN-Granulozyten, die pulmonal-mikrovaskuläre Permeabilität und die biophysikalische Surfactantfunktion erklären zudem die bekannte Progredienz der klinischen Kontusionsfolgen und stützen die Hypothese eines potenzierenden Effekts von Lungenkontusion und Zusatzverletzungen auf Komplikationsdichte, MOV-Inzidenz und Letalität. Da auch ohne begleitende Lungenverletzung schon eine Erhöhung der Lungengefäßpermeabilität [13, 61, 89, 109, 181, 204–206] und der pulmonal-interstitiellen PMN-Konzentration [61, 181, 182, 224] sowie eine Störung der biophysikalischen Surfactantfunktion [115, 155, 159] z.B. nach Frakturen bzw. im hypovolämisch-traumatischem Schock nachgewiesen ist, ist die Potenzierung der pulmonalen Folgen einer schweren Mehrfachverletzung durch eine gleichzeitig vorliegende Lungenkontusion als „Vorschaden" evident. Zusätzliche Komplementaktivierung und Hypoxämie, wie sie nach schwerem Trauma in der Regel auftreten, führen dann zu einer weiteren progredienten Störung der alveolokapillären Barriere [82, 114, 138, 209].

4.2 Gültigkeit des experimentellen Modells der isolierten homolateralen Lungenkontusion

Die Anforderungen, die an ein experimentelles Modell der Lungenkontusion zu stellen sind, wurden von Fricke 1982 [65] anschaulich zusammengefaßt: Es muß eine isolierte, homolaterale und umschriebene Lungenkontusion ohne Thoraxwandverletzungen erzeugt werden, um die postkontusionellen Mechanismen von extrapulmonalen Ursachen abgrenzen zu können. Das experimentell gewählte Schädigungsprinzip soll dabei dem Unfallmechanismus der menschlichen Lungenkontusion (kurzfristiger, hochenergetischer stumpfer Anprall) gleichen und mit hoher Reproduzierbarkeit der menschlichen Verletzung nahekommende Läsionen verursachen. Als geeignete Modelle werden fallende Kugeln, Luftdruckwellen und Pistolenprojektile, die auf ein mit einer Metallscheibe geschütztes Thoraxwandareal aufprallen, genannt (s. auch Übersicht der experimentellen Modelle 1.2.1.3).

Der in den eigenen experimentellen Untersuchungen gewählte Verletzungsmechanismus geht prinzipiell auf Methoden von Moseley 1970 [131], Rutherford 1971 [178] und Trinkle 1973 [214] zurück, die Pistolen für die Freisetzung der Aufschlagenergie nutzten; es wurde jedoch, wie schon durch Schild 1986 [180], ein Viehbetäubungsschußapparat verwendet, wobei auf die Thoraxwand eine flache Stahlscheibe mit zusätzlicher Bleiplatte zur Aufschlagdämpfung aufgelegt wurde. Mit diesem experimentellen Schädigungsmodell wurden in der vorliegenden Studie regelmäßig eine autoptisch gesicherte homolaterale Lungenkontusion ohne Zusatzverletzungen und ohne substantielle Thoraxwandschäden erzeugt. Der stumpfe Anschlag der flachen Platte auf die seitliche Thoraxwand ist dem Verletzungsmechanismus, wie ihn ein PKW-Insasse beim Aufprall auf Fahrzeugrahmenteile erleidet, absolut ähnlich. Die in den Versuchen resultierende makroskopisch erkennbare Kontusion entspricht der Verletzung am Menschen.

Zusätzlich ist bedeutsam, daß die Narkoseeinleitung und Instrumentation nach den Prinzipien einer sterilen Operationsdurchführung erfolgte und die anschließende experimentelle Kontusion in tiefer i.v.-Allgemeinnarkose und unter Standardtherapie angelegt wurde: Die erkennbaren Reaktionen der lungenkontusionierten Tiere sind somit ausschließlich auf die experimentell angelegte Schädigung zurückzuführen und prinzipiell unabhängig von Epiphänomenen wie Schmerzen, Dyspnoe, Hypoxämie,

Blutverlust und möglichen mittelbaren Folgen von Zusatzverletzungen oder bakteriellen Toxinen. Auch die Inhalationsanästhesie wurde nur für wenige Minuten während der ersten Phase der Instrumentation durchgeführt und dann durch eine i.v.-Dauernarkose abgelöst, um Einflüsse der Narkosegase auf lokal-pulmonale Reaktionen auszuschließen.

Die Gruppe der Kontrolltiere wurde ebenfalls vollständig instrumentiert und über die gesamten 480 min beobachtet; auch bei ihr erfolgten die BAL-Abnahmen beidseitig. Mit Ausnahme der Kontusionsverletzung bestanden im Versuchsablauf keine weiteren Unterschiede zwischen den Gruppen. Die Kontrolltiere („Sham-Gruppe") dienten aber nicht nur zum Vergleich der Verläufe sondern zeigten auch mit ihren Reaktionen den Einfluß der gewählten Studienbedingungen auf den Organismus. Diese Reaktionen schienen jedoch insgesamt nur von geringer Ausprägung zu sein. Während der gesamten Versuchsdauer bei den Kontrolltieren, die im übrigen aufgrund der Instrumentationszeit deutlich länger als der Untersuchungszeitraum von 480 min ist, ist die einzig deutlich erkennbare Veränderung eine Konsolidierung des Kreislaufs, erkennbar am Verlauf von HF und HZV. Geringe Abweichungen scheinen bei den Kontrolltieren nach 360 min beim maximalen Beatmungsdruck und bei der Compliance aufzutreten, was u.U. auf die gewählte Beatmung ohne Befeuchtung der Luft zurückzuführen ist. Ebenfalls geringfügige Veränderungen ergeben sich beim Anteil der PMN-Granulozyten in der BAL bei den Kontrolltieren. Neben den Auswirkungen der Beatmung kann ein chemotaktischer Reiz durch die erste BAL als Ursache diskutiert werden. Ein solcher chemotaktischer Reiz nach BAL ist aus früheren Untersuchungen bekannt und gilt als harmlos [104, 110]. Ohnehin verschiebt schon das gewohnheitsmäßige Rauchen den Normalwert des relativen PMN-Anteils in der BAL des gesunden Menschen auf 8% der Gesamtzellzahl [8].

Das gewählte Schädigungsprinzip und das Studienprotokoll ergaben somit ein stabiles experimentelles Modell einer Lungenkontusion, in der von Begleitschäden und Epiphänomenen unabhängige hämodynamische und lokal-pulmonale Reaktionen erforscht werden können. Ein Widerspruch zu der Annahme, daß die experimentelle Schädigung der menschlichen Verletzung entspricht und die experimentell gewonnenen Erkenntnisse auf die humane Situation zu übertragen sind, liegt nicht vor.

4.3 Angewandte Untersuchungsmethoden

In der Planung einer Studie, in der experimentelle Befunde zuvor ermittelte klinische Daten zu lokal-pulmonalen und systemischen Verletzungsfolgen unter stabilen Bedingungen überprüfen und ergänzen sollen, muß exakt auf die Anwendung gleicher Methoden und die Messung identischer Reaktionsparameter geachtet werden. Dies schränkt jedoch die Berücksichtigung vieler Entzündungsparameter, z.B. der Zytokine, im Spektrum der Untersuchungsmethoden sehr ein, da nur für wenige Parameter Assays für verschiedene Spezies entwickelt wurden und die gebräuchlichen (humanen) Assays nicht kreuzreagieren. Auf der anderen Seite war zur Durchführung der experimentellen Untersuchungen die Nutzung eines Großtiermodells aufgrund der Forschungsfragestellung, der gewählten experimentellen Schädigungsart mitsamt dem damit verbundenen, die Verletzungsschwere validierenden Monitoring und der Notwendigkeit, zur Feststellung lokal-pulmonaler Reaktionen während des Untersuchungszeitraums wiederholt invasive Untersuchungen durchführen zu müssen, zwingend, was wiederum die Verfügbarkeit geeigneter Assays einschränkte.

Es galt also, sich hinsichtlich der Untersuchungsmethoden und überprüften Laborparameter auf Verfahren zu beschränken, die sowohl in der klinischen Studie, wie in den experimentellen Untersuchungen angewendet werden konnten. Folgende Untersuchungsmethoden boten sich an:

1. Das hämodynamische und pulmonale Monitoring, da das gewählte Versuchstier (Schwein) hinsichtlich seines Kreislaufverhaltens ein den humanen Verhältnissen sehr nahekommendes Modell bietet [113, 216].
2. Die Abnahmen von BAL aus der Lunge: Die BAL ist eine mittlerweile etablierte und allgemeinen Verfahrensregeln [4, 51, 108] unterworfene gefahrlose Untersuchungsmethode [8, 42, 171, 185], die zudem auch bei kritisch Kranken und beatmeten Patienten wiederholt ohne Beeinträchtigung durchgeführt werden kann [86]. Auch bei verschiedenen Großtierspecies [Schwein: 33, 96, 105; Schaf: 77; Hund: 9] ist die BAL-Methode für Forschungsfragestellungen, insbesondere auch mit repetetiven Abnahmen [96] und mit der Zielgröße der alveolokapillären Permeabilität [33, 77, 95, 105] erfolgreich angewendet worden. Im vorliegenden Fall waren durch die Tracheotomie beim Versuchstier den menschlichen Untersuchungsbedingungen vollständig angeglichene Verhältnisse zu erzielen. Das Verfahren der BAL erlaubt es, in klinischen Untersuchungen und im experimentellen Modell wiederholte Messungen zu lokal-pulmonalen Reaktionsschritten durchzuführen, ohne an klinisch nicht zumutbare aufwendige Präparationen [196] oder nuklearmedizinische Techniken [27, 92, 205] gebunden zu sein.

Die nachstehend aufgeführten Untersuchungsparameter wurden in der BAL bestimmt:

a) die Alveolarzellzytologie (Bestimmung des relativen Anteils der PMN-Granulozyten) als morphologische speciesunabhängige Bestimmung,
b) die Messung der oberflächenspannungsverändernden Eigenschaften des Surfactant mit ausschließlich physikalischen Meßmethoden (Wilhelmy-Oberflächentensiometer); hierbei wurden als Meßparameter neben dem Flächeninhalt der Hysteresekurve [137, 187] aufgrund der methodischen Grenzen der Bestimmung der Einzelparameter S_i und R_i [137] deren Produkt ($S_i * R_i$) genutzt,
c) die Bestimmung der pulmonal-mikrovaskulären Permeabilität (PMP) [54, 89, 142, 170], da für die notwendigen Analysen der Albumin- und Ureakonzentrationen in Blut und BAL nicht-speziesspezifische Tests verfügbar sind und
d) die Analyse des Surfactantphospholipidspektrums mit der HPLC-Technik (2.1.3.3).

Die oben genannte Beschränkung der Untersuchungsmethoden und -parameter ist dann aber, zusammen mit der Gültigkeit des verwendeten experimentellen Modells, ein wichtiger Garant für die Wertigkeit der erhaltenen Ergebnisse und der Möglichkeit, klinische und experimentelle Daten vergleichend zu interpretieren.

4.4. Umsetzung der experimentellen und klinischen Ergebnisse

Die signifikanten hämodynamischen und pulmonalen Veränderungen nach *experimenteller* isolierter homolateraler Lungenkontusion betreffen den PAPm, den PVR, die Gasaustauschfunktion (Horovitz-Quotient) in der 1. Stunde, den P. insp. und die totale Compliance. Diese Parameter zeigen über den Untersuchungszeitraum von 8 h zusätzlich Progredienz in ihren Abweichungen zu den Daten der Kontrolltiere.

Lokal nachweisbare Reaktionen in der experimentell kontusionierten Lunge betreffen den relativen Anteil der PMN, die Komplementparameter C3 und TCC, den TAT-Komplex sowie die PMP und die biophysikalische Surfactantfunktion. Die Daten für C3 und TCC bestätigen auch experimentell die lokale Komplementaktivierung nach Lungenkontusion. Die Unterschiede für den PMN-Anteil, C3 und TCC, sowie die PMP zeigen im zeitlichen Verlauf eine Progredienz. Zwischen dem Ausmaß der alveolokapillären Schrankenstörung (PMP) und der Einschränkung der biophysikalischen Surfactantfunktion läßt sich eine nicht-lineare Korrelation über eine Exponentialfunktion beschreiben, ein Zusammenhang, der durch in-vitro Studien postuliert wurde [115, 188].

Zusätzliche (nicht signifikante) erkennbare postkontusionelle Reaktionen sind ein vermehrter Sauerstoffverbrauch und eine systemische Komplement-, Gerinnungs- und PMN-Aktivierung bei den Tieren der Kontusionsgruppe.

4.4.1 Auswirkungen einer Lungenkontusion

Neben den lokal in der kontusionierten Lunge nachweisbaren Reaktionen sind Folgeveränderungen der Lungenkontusion sowohl klinisch wie experimentell auch in der *kontralateralen*, primär unverletzten Lunge nachweisbar: Diese Veränderungen betreffen im wesentlichen den Anteil der PMN-Granulozyten, den alveolokapillären Barriereschaden (PMP) und die biophysikalische Surfactantfunktion. Sekundäre Schädigungsreaktionen in primär unverletzten Lungenabschnitten sind schon früher beobachtet worden [47, 63, 111, 173] ohne das dem rein mechanische Contre-coup-Effekte zugrundelagen. Unklar bleibt bislang der pathophysiologische Weg zu dieser Mitreaktion der unverletzten Lunge. Vorstellbar ist, daß sowohl die Permeabilitätsstörung als auch die resultierende Surfactantfunktionsstörung Folge einer auch in der unverletzten Lunge vermittelten PMN-Aggregation und -Aktivierung sind. Ein möglicher Mediator wäre TNF, das lokal von Alveolarmakrophagen gebildet werden kann und exakt die beschriebenen pulmonalen Reaktionen verursachen kann [233]. Im Modell des Aspirationstraumas der Lunge ist eine Weiterleitung der lokalen Verletzungsreaktionen unter Freisetzung von TNF nachgewiesen worden [76]. In jedem Fall kann diese sekundäre Schädigung der kontralateralen Lunge – in Zusammenwirkung mit den progredienten hämodynamischen, lungenfunktionellen und lokal-pulmonalen Reaktionen – eine Erklärung für die bekannte Progredienz der klinischen Auswirkungen der Lungenkontusion sein.

Ungeachtet der pathophysiologischen Ursache der Mitreaktion der kontralateralen, primär unverletzten Lunge brauchen diese sekundären Veränderungen prinzipiell Zeit und dies eröffnet therapeutische Optionen in der Eindämmung der mittelbaren Verletzungsfolgen (4.4.2). Die Möglichkeit der therapeutischen Beeinflussung gilt nach den eigenen Ergebnissen auch für Reaktionen in der kontusionierten Lunge, soweit sie sich innerhalb der ersten 8 h, einer für die klinische Therapie durchaus relevanten Zeit, noch weiter ausbreiten.

Eine Vielzahl der klinisch bekannten Probleme nach Lungenkontusion lassen sich allein durch die festgestellten Störungen der biophysikalischen Surfactantfunktion erklären, die durch direkte Plasmaprotein-Surfactant-Interaktion [188] oder durch proteolytische Schädigung [95, 161] entstehen kann. Die erhöhte Atemarbeit, die Ödemneigung, die Distributionsstörungen mit Dys- und Atelektasen und letztlich die daraus resultierenden Beatmungsprobleme sowie die Einschmelzung nicht ventilierter Lungenareale sind klinische Korrelate der inhibierten Surfactantfunktion [137]. Für den richtungsweisenden Einfluß der gestörten physikalischen Surfactantfunktion auf die klinischen Folgen der Lungenkontusion spricht auch der kurzfristig erreichbare und deutliche Effekt von rein physikalisch wirksamen Therapien wie PEEP-Ventilation oder auch dorsoventrale Wechsellagerung.

Neben der Einschränkung der biophysikalischen Surfactantfunktion läßt sich jedoch weder in den vorliegenden klinischen noch in den experimentellen Untersuchungen eine klar herauszuarbeitende bzw. signifikante Veränderung der Surfactantzusammensetzung finden. Dies ist schon insofern nicht ungewöhnlich, als auch in früheren Untersuchungen keine Korrelation zwischen den Gesamtphospholipiden und dem Ausmaß einer pulmonalen Schädigung festgestellt werden konnte [17, 83, 84, 188]. Eine Veränderung des Phospholipidspektrums ist möglicherweise zudem aufgrund der sowohl klinisch wie experimentell zu kurzen Untersuchungszeit nicht feststellbar: Prien [162] fand beim Inhalationsschaden auch nach 24 h noch keine Veränderungen des Phospholipidspektrums, Liau [116] konnte in einem Modell eines alveolokapillären Barriereschadens erst nach 2–20 Tagen Beobachtung Veränderungen im PC/PG-Verhältnis finden. Diesen Zeitperioden können die Bedingungen des Metabolismus und der Turnover-Rate der Surfactantphospholipide zugrundeliegen: So ist für PC eine Halbwertszeit von 14–90 h, abhängig von der Untersuchungsmethode und der Spezies festgestellt worden, die biologische Turnover-Rate für PC beträgt 3,8–11,1 h [88, 232].

4.4.2 Therapeutische Optionen

4.4.2.1 Einflußnahme auf pathophysiologische Mechanismen der Lungenkontusion

Bei der Erörterung und Abwägung von sich prinzipiell aus den Untersuchungen ableitbaren therapeutischen Möglichkeiten ist zu berücksichtigen, daß ein Therapieeffekt nicht nur auf die kontusionierte Lunge anzustreben ist. Nach den vorliegenden Ergebnissen kommt gerade bei homolateraler Lungenkontusion einer „prophylaktischen" Therapie der primär unverletzten kontralateralen Lunge eine besondere Bedeutung zu. Während in der direkt kontusionierten Lunge auch bei wirksamster Therapie nur eine Eindämmung der progredienten postkontusionellen Reaktionen erwartet werden kann, wäre durch eine frühzeitige gezielte therapeutische Intervention eine „Mitreaktion" und Sekundärschädigung der kontralateralen Lunge evtl. zu verhindern. Nach den eigenen Untersuchungsergebnissen müßte eine solche Behandlung um die 30. Minute nach der Verletzung einsetzen, da experimentell zu diesem Zeitpunkt in der ersten BAL-Abnahme in der kontralateralen Lunge nahezu keine Veränderungen festgestellt worden sind. Solche Bedingungen für den Therapiebeginn wären prinzipiell in einem modernen Rettungssystem zu erfüllen.

Die *symptomatische* Therapie der Lungenkontusion mit möglichst früher kontrollierter Beatmung und Anwendung von PEEP dürfte als etabliert gelten [14, 154, 158, 215, 217]. Ihre Optimierung ist vor allem an eine möglichst frühe und sichere Diagnosestellung und ein entsprechendes Monitoring (4.4.2.3) gebunden.

Eine *kausale* Therapie der Lungenkontusion fußt auf der Kenntnis relevanter pathophysiologischer Reaktionsschritte, wie sie in der vorliegenden Untersuchung für den lokalen PMN-Granulozyteneinstrom, die PMP und die biophysikalische Surfactantfunktion klinisch und experimentell gezeigt werden konnten. Nachstehend werden Therapieprinzipien diskutiert, für die Angriffsmöglichkeiten an den oben genannten Parametern nachgewiesen wurden. Klinische Studien für die aufgeführten Substanzen liegen für die Lungenkontusion jedoch noch nicht vor.

Experimentelle Studien konnten zeigen, daß durch Ibuprofen die Auswirkungen verschiedenartig erzeugter alveolärer Schäden hinsichtlich der PMN-Einflutung [9] und dem Ausmaß der PMP [33, 96] limitiert werden. Eine solche medikamentöse Behandlung mit einem Zyklooxygenase-Inhibitor könnte auch bei der Lungenkontusion zur Eindämmung lokaler progredienter Reaktionen und zum „Schutz" der primär unverletzten kontralateralen Lunge sinnvoll sein.

Gleichartige Überlegungen können für den Einsatz von Pentoxiphyllin [120] gelten, für das in den letzten Jahren ebenfalls eine Wirkung auf PMN-vermittelte entzündliche Reaktionen und auf die Permeabilitätssteigerung der pulmonalen Mikrostrombahn festgestellt wurde [Übersicht in 120] sowie für Antithrombin III, einer Substanz, die in 2 der klassischen Kaskadensysteme inhibierend eingreift, welche als Primärinitiatoren posttraumatischer Reaktionen auch in die Vermittlung der humoralen zur zellulären Ebene der Entzündung eingeschaltet sind: das Gerinnungs- [15] und das Komplementsystem [225].

Ebenfalls als kausal müssen Therapieansätze angesehen werden, die die Auswirkungen einer postkontusionell eingetretenen PMP-Erhöhung begrenzen:

Bei einem eingetretenen alveolokapillären Schaden mit Erhöhung der PMP ist das Ausmaß des konsekutiven pulmonal-interstitiellen Ödems vom transkapillären Druckgradienten abhängig [189, 197, 219]. Neben einer differenzierten Beatmungstherapie ist also eine *Druckbegrenzung im kleinen Kreislauf* durch differenzierte medikamentöse Therapie mit vasoaktiven Substanzen unter entsprechendem Monitoring (4.4.2.3) anzustreben [192], ein Behandlungsansatz, der auch für die Lungenkontusion postuliert wird [68, 87, 154, 212].

Gleichzeitig kausal und symptomatisch wirksam wäre eine Therapie, die den in seiner Funktion beeinträchtigten alveolären Surfactant durch Synthesestimulation bzw. Ersatz (Replacement) substituiert: Eine medikamentöse Stimulation der Neusynthese durch Ambroxol [123, 228] ist nachgewiesen, wobei dieses Präparat auch eigene antioxidative und antiinflammatorische Eigenschaften hat [230] und auch das Ausmaß eines Lungenpermeabilitätsschadens nach inhalativen Noxen dämpfen kann [128]. Synthesestimulierende Eigenschaften sind weiterhin für Kortikosteroide, Thyroxin und β-Sympatikomimetika [123] bekannt, wobei die Erkenntnisse zur Surfactantstimulation für sämtliche genannten Substanzen weitgehend nur experimentell abgestützt sind.

Surfactant-Replacement-Versuche sind im Stadium des progressiven Lungenversagens unterschiedlicher Genese auch in der klinischen Situation unternommen worden [57, 115], können aber noch keinen gesicherten Stellenwert in der Behandlung des pulmonalen Versagens einnehmen; immerhin wurde ein geglückter Versuch eines Surfactantreplacement bei Lungenkontusion unternommen [12].

Die dorsoventrale *Wechsellagerung* bei Lungenkontusion [25] paßt in diesen Kontext, da auch hier das Ziel einer Rekrutierung atelektatischer Alveolen mit physikalischen Methoden verfolgt wird. Diese Therapieform wurde in den letzten Jahren zunehmend unter klinischen Bedingungen erfolgreich eingesetzt und sollte als etabliert gelten.

4.4.2.2 Konsequenzen für den Gesamtbehandlungsplan

Bei allen oben genannten Therapieansätzen sollte die Behandlung der Lungenkontusion nicht isoliert organbezogen gesehen werden. In der klinischen Behandlung eines, zumeist auch nicht isoliert verletzten Patienten mit Lungenkontusion sollte die Kenntnis um die Diagnose, den zu erwartenden Verlauf und die Komplikationsdichte dieser Verletzung bei der Gesamtbehandlungsplanung vorliegen und berücksichtigt werden. Nach den vorliegenden eigenen Ergebnissen und weiteren Untersuchungen [24, 79, 80, 138] sollte, insbesondere im Rahmen einer Mehrfachverletzung, vordringlich eine weitere Komplementaktivierung und weitere Phasen von Hypoxämie vermieden werden.

Diese Vorgaben bedingen nicht nur eine suffiziente präklinische Behandlung des (u.a.) lungenkontusionsverletzten Patienten mit Frühbeatmung, Blutstillung und Frakturschienung, sondern auch eine subtil geplante und weiterverfolgte stadiengerechte klinische Versorgung unter Vermeidung von protrahierten Ischämien und eines zusätzlichen operativen Traumas [80, 135], um die Potenzierung des bereits bestehenden pulmonalen Schadens zu verhindern (s. 4.1). Damit wären zeitsparende blutstillende und stabilisierende Operationen mit exaktem Weichteildébridement und ggf. der Verzicht auf Erhaltungsversuche subtotal amputierter Extremitäten gefordert. Es besteht jedoch kein Anlaß, von der Forderung der Primärversorgung stammnaher Frakturen abzugehen.

Eine besondere Bedeutung erlangte die Diskussion um die Verwendung einer primären Marknagelosteosynthese zur Stabilisierung von stammnahen Frakturen im Rahmen der operativen Frühversorgung von Mehrfachverletzten mit Lungenkontusion: Experimentell wie klinisch spricht derzeit mehr gegen die Nutzung dieses intramedullären Stabilisierungsverfahrens in dieser Situation [13, 106, 146, 226, 227]. Gerade das Aufbohren der Markhöhle ist schon ohne weitere Vorschäden mit einer pulmonalen Permeabilitätserhöhung verbunden [13, 150]. Vergleichende experimentelle Studien, die den unterschiedlichen Einfluß alternativer Stabilisierungsverfahren wie Plattenosteosynthese und Fixateur externe auf die Lunge bei vorliegender Kontusionsverletzung zeigen, stehen noch aus.

4.4.2.3 Klinisches Monitoring bei Lungenkontusion

Eine erfolgreiche Behandlung der Lungenkontusion setzt eine möglichst frühzeitige Diagnostik mit Thoraxröntgenübersichtsaufnahmen, arteriellen Blutgasanalysen und bronchoskopischen Untersuchungen [30, 102, 103, 164, 165, 176, 177, 217] voraus. Die Frühdiagnose bleibt Grundlage der bisher einzig gesicherten Therapie (4.4.2.1) und einer suffizienten Gesamtbehandlungsplanung (4.4.2.2).

Die eigenen klinischen und experimentellen Ergebnisse zeigen mit den postkontusionellen Zeitabläufen der mittelbaren lokalen und systemischen Folgereaktionen zunächst Ursachen für die bekannten Verzögerungen in der Diagnostik der Lungenkontusion. Insofern kann von der Forderung einer prophylaktischen 24-stündigen PEEP-Beatmung unter genauem Monitoring der Beatmungsdrucke und der Compliance sowie wiederholter Kontrollen der arteriellen Blutgase und der Thoraxröntgenübersicht in diesem Zeitintervall nicht abgewichen werden [19, 21, 58, 74, 236]. Die zeitgemäße intensivmedizinische Überwachung bedingt dazu eine pulmonal-arterielle Druckmessung [68, 87, 154, 212], wobei nach den eigenen experimentellen Ergebnissen das Monitoring von PAPm und PVR essentiell ist.

Die klinische Einschätzung der Lungenkontusion erfolgt unter Einbeziehung der Gasaustauschleistung und des dazu notwendigen PEEP, der totalen Compliance, der Druck- und Widerstandsverläufe im kleinen Kreislauf (bei ausreichender Herzleistung), sowie der Thoraxröntgenuntersuchungen, die den Verlauf des pulmonal-interstitiellen Ödems widerspiegeln. Für weitere Forschungsfragestellungen ist eine Frühdiagnose der Lungenkontusion innerhalb der ersten 36 h und eine Einschätzung ihrer Progredienz durch Nutzung der BAL mit Untersuchung ihrer zellulären Bestandteile sowie Bestimmung der PMP und der biophysikalischen Surfactantfunktion möglich.

5 Zusammenfassung

Die vorgelegten Untersuchungen beinhalten aufeinander aufbauende klinische und experimentelle Studien zur Lungenkontusion. Untersuchungsziele waren neben der Erfassung von allgemeinen klinischen Daten die Analyse lokal-pulmonaler Reaktionen nach Lungenkontusion sowie deren Auswirkungen.

Die lokalen postkontusionellen Mechanismen in der Lunge können für die klinisch bekannte Progredienz der pulmonalen Funktionsstörungen nach Lungenkontusion ursächlich sein und ggf. im weiteren auch die Komplikationshäufigkeit nach Lungenkontusion mit Zusatzverletzungen erklären. Letztlich sollten erkannte lokale pathophysiologisch relevante Mechanismen auch therapeutische Optionen aufzeigen.

Methodisch wurde so vorgegangen, daß zunächst ein Kollektiv von 1000 schwermehrfachverletzten Patienten retrospektiv hinsichtlich der Frage des Einflusses einer Lungenkontusion auf Beatmungsdauer, Inzidenz des MOV und resultierende Letalität aufgearbeitet wurde.

Eine erste prospektive Studie diente einer orientierenden Darstellung verschiedener, lokal-pulmonal meßbarer Parameter an 10 Patienten in den ersten 48 h nach Lungenkontusion. Eingangskriterien waren eine anatomisch definierte Mindestverletzungsschwere, eine Alterseingrenzung sowie fehlende Vorerkrankungen und Vormedikationen.

Für die lokale Parameterbestimmung wurde in allen Studien die Methode der BAL genutzt. Die BAL-Abnahmen erfolgten jeweils im maximal kontusionsverletzten Segment sowie aus der kontralateralen, primär unverletzten Lunge.

Aufgrund einer aus den Ergebnissen der ersten klinischen Studie gestützten Hypothese zu den pathophysiologischen Grundmechanismen der Lungenkontusion wurde eine zweite prospektive klinische Studie ($n = 10$) mit unveränderten Eingangskriterien durchgeführt. Parallel dazu erfolgte eine experimentelle, kontrollierte Untersuchungsserie am Modell des isoliert verletzten, homolateral lungenkontusionierten Schweins ($n = 12$).

Die experimentelle Lungenkontusion am Versuchstier erfolgte unter den Bedingungen einer tiefen Narkose und kontrollierten Beatmung, die über den Untersuchungszeitraum von 8 h nach Trauma aufrechterhalten wurden. Der Verletzungsmechanismus wurde im Experiment mit Hilfe eines durch einen Schußapparat vermittelten stumpfen Metallplattenaufpralls auf die rechte Thoraxwand erreicht. Im Untersuchungszeitraum erfolgte für die Gruppe der lungenkontusionierten Tiere sowie für die Kontrollgruppe ein subtiles hämodynamisches, pulmonales und laborchemisches Monitoring.

Das Untersuchungsspektrum der lokal-pulmonalen Mechanismen und die verwandten Methoden in den klinischen und experimentellen Untersuchungen war weitgehend gleich. Analysiert wurden u.a. das alveoläre Zellspektrum, insbesondere der relative Anteil der PMN, die PMP für Serumproteine, das Surfactantphospholipidspektrum sowie die biophysikalische Surfactantfunktion.

Die Ergebnisse zeigen, daß die Lungenkontusion in Zusammenwirken mit Begleitverletzungen zu einer 1,5- bis 2fach erhöhten Beatmungsdauer und Letalität führt, letzteres allem Anschein nach über eine erhöhte Inzidenz des MOV. Die lokal-pulmonalen Reaktionen sind im Experiment innerhalb von 30 min durch einen erhöhten PMN-Anteil, eine gesteigerte pulmonal-mikrovaskuläre Permeabilität, eine verminderte biophysikalische Surfactantfunktion und eine lokale Komplement- und Gerinnungsaktivierung charakterisiert. Die erstgenannten Veränderungen (PMN und PMP) sind im Experiment bis zur 8. Stunde sowie klinisch über die 12. Stunde hinaus progredient und haben sich nach den klinischen Daten mindestens bis zur 36. Stunde nicht wieder normalisiert.

Im Experiment zeigen sich korrespondierend progrediente Veränderungen in den Druck- und Widerstandswerten im kleinen Kreislauf sowie in der Lungenmechanik. Ein postulierter Zusammenhang zwischen erhöhter PMP und gestörter biophysikalischer Surfactantfunktion ließ sich für die experimentellen Daten bestätigen. Eine relevante Veränderung des Phospholipidspektrums ließ sich jedoch postkontusionell weder experimentell noch klinisch feststellen.

Die erkannten lokal-pulmonalen Reaktionen nach Lungenkontusion betreffen jedoch nicht nur die Kontusionszone bzw. eine perifokale Region; vielmehr konnte für den PMN-Anteil, die PMP und die biophysikalische Surfactantfunktion eine Mitreaktion der primär unverletzten, kontralateralen Lunge in den klinischen Studien und – besonders eindrucksvoll – in den experimentellen Untersuchungen im Zeitraum der ersten 8–12 posttraumatischen Stunden nachgewiesen werden. Ein mechanischer Contre-coup-Effekt als Grundlage dieses Phänomens konnte durch die Experimente ausgeschlossen werden.

Als extrapulmonale Reaktion konnte im experimentellen Modell der isolierten Lungenkontusion eine systemische Aktivierung des Komplement- und Gerinnungssystems sowie der peripheren PMN festgestellt werden.

Zusammengefaßt konnte durch die vorliegenden Untersuchungen der Stellenwert der Lungenkontusion im Rahmen einer Mehrfachverletzung hinsichtlich resultierender Komplikationsdichte und Letalität bekräftigt werden. Die klinischen Untersuchungen wurden durch eine experimentelle Studie ergänzt, in der ein den Straßenverkehrsunfällen angelehnter Verletzungsmechanismus verwandt wurde. Aufgrund des vollständig in tiefer Narkose und ohne Zusatzschäden inkl. Blutverlust ablaufenden Studienprotokolls sind die erhaltenen Ergebnisse ursächlich auf die Lungenkontusionsverletzung zurückzuführen und nicht von oft diskutierten Epiphänomenen wie Hypoventilation, Dyspnoe, Schmerz, Thoraxwandinstabilität, Hypoxämie etc. abhängig.

Als ursächlich für die klinisch bekannten progredienten Verläufe nach Lungenkontusion und die Potenzierung der resultierenden Probleme durch extrapulmonale Zusatzverletzungen – speziell stammnahe Frakturen – konnten lokal-pulmonal ablaufende postkontusionelle Mechanismen herausgearbeitet werden.

Die Lungenkontusion führt zunächst zu einem lokalen entzündlichen Geschehen mit Invasion und Aktivierung der PMN-Granulozyten, Komplementaktivierung und Steigerung der Gewebepermeabilität für Serumproteine. Dies bewirkt innerhalb von

8 h eine gleichartige Mitreaktion auch in der kontralateralen primär unverletzten Lunge. Die Steigerung der alveolokapillaren Gewebepermeabilität für Serumproteine korreliert mit einer gravierenden Einschränkung der biophysikalischen oberflächenspannungsverändernden Eigenschaft des alveolären Surfactant.

Die klinisch bekannten Verläufe nach Lungenkontusion können durch die Gewebepermeabilitätserhöhung und dem damit verbundenen pulmonal-interstitiellen und alveolären proteinreichen Ödem mit konsekutivem Surfactantfunktionsverlust hinreichend erklärt werden. Zusatzverletzungen, wie stammnahe größere Frakturen, die nachgewiesenermaßen schon isoliert zu pulmonalen Reaktionen der oben genannten Art führen, potenzieren die Auswirkungen einer Lungenkontusion zeitlich und quantitativ. Dies führt zur Forderung einer methodendifferenzierten Versorgung der Zusatzverletzungen im Rahmen einer Gesamtbehandlungsplanung beim Vorliegen einer Lungenkontusion.

Therapeutische Optionen bieten sich aufgrund der Untersuchungsergebnisse zur Verminderung der lokalen progredienten Mechanismen und zur Abwendung der zeitlich verzögerten Mitreaktion der primär unverletzten kontralateralen Lunge an. Neben hämodynamischen Regulationen im kleinen Kreislauf kommen bestimmte medikamentöse Behandlungen infrage, welche hinsichtlich ihrer möglichen klinischen Einsetzbarkeit diskutiert werden.

Danksagung. Die Autoren möchten sich bei den Herren Dr. M. Thurnher, Chr. Kleinschmidt und H. Hirche für die große Hilfe bei der Durchführung und Auswertung der Studie bedanken.

Literatur

1. Altschule MD (1954) Acute pulmonary edema. Grune & Stratton, New York
2. Alfano GS, Hale HW (1965) Pulmonary contusion. J Trauma 5:647–656
3. American association for the advancement of automotive medicine. The abbreviated injury scale (AIS) 1980–1985–1990 Revision. Des Plaines, IL, USA
4. American Thoracic Society (1990) Clinical role of bronchoalveolar lavage in adults with pulmonary disease. Am Rev Respir Dis 142:481–486
5. Ashbough DG, Bigelow DB, Petty TL, Levine BE (1967) Acute respiratory distress in adults. Lancet II:319–323
6. Ashbaugh DG, Peters GN, Halgrimson CG, Owens JC, Waddell WR (1967) Chest trauma – Analysis of 685 patients. Arch Surg 95:546–555
7. Avery EE, Mörch ET, Benson DW (1956) Critically crushed chests. A new method of treatment with continuous mechanical hyperventilation to produce alkalotic apnea and internal pneumatic stabilization. J Thorac Surg 32:291–311
8. BAL Cooperative Group Steering Committee (1990) Bronchoalveolar lavage constituents in healthy individuals, idiopathic pulmonary fibrosis and selected comparison groups. Am Rev Respir Dis 141:169–202
9. Balk RA, Jacobs RF, Tryka F, Townsend JW, Walls RC, Bone RC (1988) Effect of ibuprofen on neutrophil function and acute lung injury in canine endotoxin shock. Crit Care Med 16:1121–1127
10. Baltensweiler J (1977) Fettemboliesyndrom. Huber, Bern
11. Baker SP, O'Neill B, Haddon W, Long WB (1974) The injury severity score: a method for describing patients with multiple injuries and evaluating emergency care. J Trauma 14:187–196
12. Bardenheuer M, Dresing K, Obertacke U (1993) Komplizierter Verlauf nach Lungenkontusion beim Kind. Ist die Surfactant-Gabe angezeigt? Zentralbl Kinderchir 2:157–161
13. Barie PS, Minnear FL, Malik AB (1981) Increased pulmonary vascular permeability after bone marrow injection in sheep. Am Rev Respir Dis 123:648–653
14. Barone JE, Pizzi WF, Nealon TF, Richman H (1986) Indications for intubation in blunt chest trauma. J Trauma 26:334–338
15. Bauer KA, Rosenberg RD (1991) Role of antithrombin III as a regulator of in vivo coagulation. Sem Hematology 28:10–18
16. Bäumer F, Hörl M, Imhof M (1989) Akute pulmonale Konplikationen nach Femurmarknagelung bei polytraumatisierten Patienten. Chirurg 60:808–810
17. Beppu OS, Clements JA, Goerke J (1983) Phosphatidylglycerol-deficient lung surfactant has normal properties. J Appl Physiol 55:496–502
18. Bernard GR, Brigham KL (1985) The adult respiratory distress syndrome. Ann Rev Med 36:195
19. Bernhard A (1971) Das stumpfe Lungentrauma. Langenbecks Arch Chir 329:201–208
20. Bitter-Suermann D (1983) Das Komplementsystem: Physiologische Funktion und klinische Bedeutung. Dtsch Ärzteblatt 80/51/52:33–48
21. Blair E, Topuzlu C, Davis JH (1971) Delayed or missed diagnosis in blunt chest trauma. J Trauma 11:129–145
22. Bone LB, Johnson KD, Weigelt J, Scheinberg R (1989) Early versus delayed stabilization of femoral fractures. J Bone Joint Surg [Am] 71:336–340

23. Border JR, Hopkinson BR, Schenk WG (1968) Mechanisms of pulmonary trauma. An experimental study. J Trauma 8:47–62
24. Border JR (1988) Sepsis, multiple organ failure, and the macrophage. Arch Surg 123:285–286
25. Brand J, David A, Walz M, Ekkernkamp A (1992) Risikominderung und therapeutische Strategie nach exakter Diagnose der Lungenkontusion des Polytraumatisierten. Act Chir Austria 24:170–173
26. Bongard FS, Lewis FR (1984) Crystalloid resuscitation of patients with pulmonary contusion. Am J Surg 148:145–149
27. Braude S, Baudouin S, Evans TW (1992) Serial assessment of pulmonary microvascular permeability in a patient developing the adult respiratory distress syndrome. Eur Respir J 5:500–502
28. Braun J, Dalhoff K, Lipp R, Eckmann C, Marre R, Wood WG, Wießmann KJ (1992) Myeloperoxidase, Lactoferrin und Elastase in bronchoalveolärer Lavage und Plasma bei Pneumonie. Pneumologie 46:141–147
29. Bruch J, Obertacke U, Dresing K, Klein B, Rehn B, Gono E (1992) Relative Zunahme der Lungensurfactant-Subfraktion Phosphatidylethanolamin (PE) als Ausdruck eines günstigen Heilungsverlaufes des ARDS? Pneumologie 46:386–387
30. Buchinger W, Thurnher M, Redl H, Schlag G (1989) Bronchoskopische Befunde im Ablauf der Lungenkontusion. Hefte Unfallheilkd 207:48
31. Buchinger W, Schlag G, Redl H, Thurnher M (1992) Tierexperimentelle Untersuchungen zum Ablauf der Lungenkontusion. Hefte Unfallheilkd 223:37–44
32. Burford TH, Burbank B (1945) Traumatic wet lung – Observations on certain physiologic fundamentals of thoracic trauma. J Thorac Surg 14:415–424
33. Byrne K, Carey PD, Sielaff TD et al. (1991) Ibuprofen prevents deterioration in static transpulmonary compliance and transalveolar protein flux in septic porcine acute lung injury. J Trauma 31:155–166
34. Carroll K, Cheeseman SH, Fink MP, Umali CB, Cohen IT (1989) Secondary infection of post-traumatic pulmonary cavitary lesions in adolescents and young adults: role of computed tomography and operative debridement and drainage. J Trauma 29:109–112
35. Casley-Smith JR, Casley JR (1985) The effects of diosmin (a benzo-pyrone) upon some high-protein oedemas: lung contusion, and burn and lymph-oedema of rat legs. Agents and Actions 17:14–20
36. Champion HR, Sacco WJ, Lepper RL, Atzinger EM, Copes WS, Prall RH (1980) An anatomic index of injury severity. J Trauma 20:197–202
37. Civil ID, Schwab CW (1988) The abbreviated injury scale, 1985 revision: a condensed chart for clinical use. J Trauma 28:87–90
38. Clark GC, Schecter WP, Trunkey DD (1988) Variables affecting outcome in blunt chest trauma: flail chest vs pulmonary contusion. J Trauma 28:298–304
39. Clemedson CJ (1964) Dynamic response of chest wall and lung injuries in rabbits exposed to air shock waves of short duration. Acta Phys Scand [Suppl] 62/233:3–31
40. Cooke WE (1934) Traumatic rupture of the lungs without signs of trauma in the chest wall. Br Med J II:629–630
41. Coppel DL (1976) Blast inuries of the lungs. Br J Surg 63:735–737
42. Costabel U (1988) Methode und Technik der bronchoalveolären Lavage. Prax Klin Pneumol 42:218–221
43. Craven KD, Oppenheimer L, Wood LD, (1979) Effects of contusion and flail chest on pulmonary perfusion and oxygen exchange. J Appl Physiol 47:729–737
44. Dancewicz R, Barcikowski S, Ceder A, Nowak H (1988) Untersuchung über Lungentraumen durch Luftstoßwellen bei Kaninchen. Teil 1: Das Versuchsmodell der Verletzung. Z Exp Chir Transplant Künstl Org 21:85–90
45. Dancewicz R, Barcikowski S, Zielinski KW, Kulig A, Sygut J (1988) Untersuchung über Lungentraumen durch Luftstoßwellen bei Kaninchen. Teil 2: Der Pathomechanismus der Entstehung der Lungentraumen (Hypothese). Z Exp Chir Transplant Künstl Org 21:91–99

46. Dancewicz R, Barcikowski S, Borkowska M, Jadzewski B (1988) Untersuchung über Lungentraumen durch Luftstoßwellen bei Kaninchen. Teil 3: Das Verhalten der Lungenaktivität nach der Verletzung. Z Exp Chir Transplant Künstl Org 21:100–107
47. Daniel RA, Cate WR (1948) „Wet lung" – an experimental study. Ann Surg 127:836–847
48. Davis WB, Rennard SI, Bitterman PB, Crystal RG (1983) Pulmonary oxigen toxicity. Early reversible changes in human alveolar structures induced by hyperoxia. N Engl J Med 309:878–883
49. Dean DM, Thomas AR, Allison RS (1940) Effects of high-explosive blast on the lungs. Lancet II:224–226
50. DeMuth WE, Smith JM (1965) Pulmonary contusion. Am J Surg 109:819–823
51. Deutsche Gesellschaft für Pneumologie und Tuberkulose (1988) Empfehlungen zur diagnostischen bronchoalveolären Lavage. Prax Klin Pneumol 42:119–122
52. Dittmer H, Jochum M, Schmit-Neuerburg KP (1985) Der PMN-Elastase-Plasmaspiegel, ein biochemischer Parameter der Traumaschwere. Chirurg 56:723–727
53. Dresing K, Obertacke U, Doetsch N, Sievers KW, Schmit-Neuerburg KP (1992) Stellenwert der Computertomographie in der Behandlung der Lungenkontusion und deren Komplikationen. Z Herz Thorax Gefäßchir 6:289–299
54. Dwenger A, Schweitzer G, Funck M (1991) Plasma and bronchoalveolar lavage fluid proteins as markers of increased lung permeability in ARDS as a result of multiple trauma. In: Sturm JA (ed) Adult respiratory distress syndrome. Springer, Berlin Heidelberg New York Tokyo, pp 215–229
55. Ecke H, Faupel L, Quoika P (1985) Gedanken zum Zeitpunkt der Operation bei Frakturen des Oberschenkelknochens. Unfallchirurgie 11:89–93
56. Eckert P, Riesner K, Doehn M (1974) Indikationen zur Therapie mit Proteinasenhemmern in der Chirurgie – Eine klinische und tierexperimentelle Studie. Med Welt 25:2154–2157
57. Enhorning G (1989) Surfactant replacement in adult respiratory distress syndrome. Am Rev Respir Dis 140:281–283
58. Erickson DR, Shinozaki T, Beekman E, Davis JH (1971) Relationsship of arterial blood gases and pulmonary radiographs to the degree of pulmonary damage in experimental pulmonary contusion. J Trauma 11:689–694
59. Errion AR, Houk VN, Kettering DL (1963) Pulmonary hematoma due to blunt, nonpenetrating thoracic trauma. Am Rev Respir Dis 88:384–392
60. Fallon M (1940) Lung injury in the intact thorax. Br J Surg 28:39–49
61. Fowler AA, Hyers TM, Fisher BJ, Bechard DE, Centor RM, Webster RO (1987) Cell populations and soluble mediators in the air spaces of patients at high risk. Am Rev Respir Dis 136:1225–1231
62. Frank MM, Fries LF (1991) The role of complement in inflammation and phagocytosis. Immunology Today 12:322–326
63. Franz JL, Richardson JD, Grover FL, Trinkle JK (1974) Effect of methylprednisolone sodium succinate on experimental pulmonary contusion. J Thorax Cardiovasc Surg 68:842–844
64. Freedland M, Wilson RF, Bender JS, Levison MA (1990) The management of flail chest injury: factors affecting outcome. J Trauma 30:1460–1468
65. Fricke R, Bartel M (1982) Tierexperimentelles Modell zur Lungenkontusion. Z Exp Chir 15:172–176
66. Fulton RL, Peter ET (1970) The progressive nature of pulmonary contusion. Surgery 67:499–506
67. Fulton RL, Peter ET, Wilson JN (1970) The pathophysiology and treatment of pulmonary contusions. J Trauma 10:719–730
68. Fulton RL, Peter ET (1973) Physiologic effects of fluid therapy after pulmonary contusion. Am J Surg 126:773–777
69. Fulton RL, Peter ET (1974) Compositional and histologic effects of fluid therapy following pulmonary contusion. J Trauma 14:783–790

70. Fung YC, Yen RT, Tao ZL, Liu SQ (1988) A hypothesis on the mechanism of trauma of lung tissue subjected to impact load. J Biomech Eng 110:50–56
71. Gaillard M, Herve C, Mandin L, Raynaud P (1990) Mortality prognostic factors in chest injury. J Trauma 30:93–96
72. Gattinoni L, Pelosi P, Vitale G, Pesenti A, D'Andrea L, Mascheroni D (1991) Body position changes redistribute lung computed-tomographic density in patients with acute respiratory failure. Anaesthesiology 74:15–23
73. Geller E, Khaw B, Strauss HW, Carvalho AC, Rajagopalan B, Jones R, Zapol WM (1984) ^{99m}Technetium-fibrinogen lung scanning in canine lung contusion. J Trauma 24:611–618
74. Gerblich AA, Kleinerman J (1977) Blunt chest trauma and the lung. Am Rev Respir Dis 115:369–370
75. Glinz W (1979) Thoraxverletzungen 2. Aufl. Springer, Berlin Heidelberg New York
76. Goldman G, Welbourn R, Kobzik L, Valeri CR, Shepro D, Hechtman HB (1990) Tumor necrosis factor-alpha mediates acid aspiration-induced systemic organ injury. Ann Surg 212:513–520
77. Gorin AB, Stewart PA (1979) Differenttial permeability of endothelial and epithelial barriers to albumin flux. J Appl Physiol 47:1315–1324
78. Goris RJA, Gimbrere JSF, van Niekerk JLM, Schoots FJ, Booy LHD (1982) Early osteosynthesis and prophylactic mechanical ventilation in the multitrauma patient. J Trauma 22:895–903
79. Goris RJA, te Boekhorst TPA, Nuytinck JKS, Gimbrere JSF (1985) Multiple-organ failure. Arch Surg 120:1109–1115
80. Goris RJA (1990) The adult respiratory distress and multiple organ failure syndrome. Hefte Unfallheilkd 212:511–519
81. van de Graaf EA, Jansen HM, Weber JA, Koolen MGJ, Out TA (1991) Influx of urea during bronchoalveolar lavage depends on the permeability of the respiratory membrane. Clin Chim Acta 196:27–40
82. Hällgren R, Samuelsson T, Modig J (1987) Complement activation and increased alveolar-capillary permeability after major surgery and in adult respiratory distress syndrome. Crit Care Med 15:189–193
83. Hallman M, Spragg R, Harrell JH, Moser KM (1982) Evidence of lung surfactant abnormality in respiratory failure. J Clin Invest 70:673–683
84. Hallman M, Maasilta P, Sipilä I, Tahvanainen J (1989) Composition and function of pulmonary surfactant in adult respiratory distress syndrome. Eur Respir J [Suppl] 2/3:104–108
85. Heberer G (1968) Beurteilung und Behandlung von Verletzungen des Brustkorbes und der Brustorgane im Rahmen der Mehrfachverletzungen. Langenbecks Arch Klin Chir 322:268–284
86. Hertz MI, Woodward ME, Gross CR, Swart M, Marcy TW, Bitterman PB (1991) Safety of bronchoalveolar lavage in the critically ill, mechanically ventilated patient. Crit Care Med 19:1526–1532
87. Hiatt JR, Yeatman LA, Child JS (1988) The value of echocardiography in blunt chest trauma. J Trauma 28:914–922
88. Hills BA (1988) The biology of surfactant. Cambridge University Press, Cambridge
89. Holter JF, Weiland JE, Pacht ER, Gadek JE, Davis WB (1986) Protein permeability in the adult respiratory distress syndrome – loss of size selectivity of the alveolar epithelium. J Clin Invest 78:1513–1522
90. Hooker R (1924) Physiological effects of air concussion. Am J Physiol 67:219–274
91. Hopkinson BR, Border JR, Schenk WG (1968) Experimental closed chest trauma. J Thorac Cardiovasc Surg 55:580–585
92. Hunter DN, Morgan CJ, Evans, TW (1990) The use of radionuclide techniques in the assessment of alveolar-capillary membrane permeability on the intensive care unit. Int Care Med 16:363–371
93. Imdahl H (1983) Das stumpfe Thoraxtrauma. Langenbecks Arch Chir 361:79–118

94. Irlich G, Schulte HD (1979) Verletzungen des Lungenparenchyms. Prax Klin Pneumol 33:430–435
95. Jacquot J, Hayem A, Galabert C (1992) Functions of proteins and lipids in airway secretions. Eur Respir J 5:343–358
96. Jenkins JK, Carey PD, Byrne K, Sugerman HJ, Fowler AA (1991) Sepsis–induced lung injury and the effects of ibuprofen pretreatment. Am Rev Respir Dis 143:155–161
97. Jochum M, Pelletier A, Boudier C, Pauli G, Bieth JG (1985) The concentration of leucocyte elastase-α-1-proteinase inhibitor complex in bronchoalveolar lavage fluids from healthy human subjects. Am Rev Respir Dis 132:913–914
98. Jochum M (1991) Specific proteins of inflammatory cells and α-1-Proteinase Inhibitor in alveolar epithelial lining fluid of polytraumatized patients: do they indicate posttraumatic lung failure? In: Sturm J (ed) Adult respiratory distress syndrome. Springer Berlin Heidelberg New York, pp 193–211
99. Jönsson A, Arvebo E, Schantz B (1988) Intrathoracic pressure variations in an anthropomorphic dummy exposed to air blast, blunt impact, and missiles. J Trauma 28 [Suppl 1]:125–131
100. Johnson JA, Cogbill TH, Winga ER (1986) Determinants of outcome after pulmonary contusion. J Trauma 26:695–697
101. Johnson KD, Cadambi A, Seibert GB (1985) Incidence of adult respiratory distress syndrome in patients with multiple musculosceletal injuries: effect of early operative stabilization of fractures. J Trauma 25:375–384
102. Joka Th, Obertacke U, Herrmann J (1987) Frühdiagnostik der Lungenkontusion durch Bronchoskopie. Unfallchirurg 90:286–291
103. Joka Th, Obertacke U (1988) Schlußwort zur Stellungnahme von P. Hoffmann und R. Gahr. Unfallchirurg 91:95–96
104. Joka Th, Nakhosteen JA, Obertacke U et al. (1988) Beeinflußt die BAL das Milieu in der Alveole? Prax Klin Pneumol 42:705–710
105. Jüttner FM, Smolle J, Petek W, Meinitzer E, Schalk V, Friehs, GB, List WF (1989) Permeabilität der alveolokapillären Membran bei unilateraler Lungenlavage. Anaesthesist 38:22–28
106. Kinzl L, Gonschorek O, Strecker W (1992) Zum Prinzip der operativen Frühversorgung von Extremitätenfrakturen beim Polytraumatisierten. Vermeidung zusätzlicher humoraler Belastung durch differenzierte Wahl des Osteosyntheseverfahrens. Vortrag 56. Jahrestagung der Deutschen Gesellschaft für Unfallchirurgie Berlin, 18–21.11.1992. Hefte z Unfallchir 232:87
107. Kishikawa M, Yoshioka T, Shimazu T, Sugimoto H, Yoshioka T, Sugimoto T (1991) Pulmonary contusion causes long-term respiratory dysfunction with decreased functional residual capacity. J Trauma 31:1203–1210
108. Klech H, Pohl W (1989) Technical recommendations and guidelines for bronchoalveolar lavage (BAL). Report of the European Society of Pneumology Task Group on BAL. Eur Respir J 2:561–585
109. Kreuzfelder E, Joka Th, Keinecke HO et al. (1988) Adult respiratory distress syndrome as a specific manifestation of a general permeability defect in trauma patients. Am Rev Respir Dis 137:95–99
110. Krombach F, Köning G, Wanders A, Fiehl E, Rienmüller R, Rosenbruch M (1990) Experimental studies on the effects of serial bronchoalveolar lavage. Am Rev Respir Dis 141:891
111. Külbs F (1909) Lunge und Trauma. Arch Exp Pathol Pharm 62:39–47
112. Küpper W (1984) Schmerzausschaltung in der experimentellen Chirurgie bei Hund, Katze, Schwein, Schaf. Parey, Berlin Heidelberg
113. Lau VK, Viano DC (1981) Influence of impact velocity and chest compression on experimental pulmonary injury severity in rabbits. J Trauma 21:1022–1028
114. Larsen GL, Webster RO, Worthen GS, Gumbay RS, Henson PM (1985) Additive effect of intravascular complement activation and brief episodes of hypoxia in producing increased permeability in the rabbit lung. J Clin Invest 75:902–910

115. Lewis JF, Jobe AH (1993) Surfactant and the adult respiratory distress syndrome. Am Rev Respir Dis 147:218–233
116. Liau DF, Barrett CR, Bell ALL, Ryan SF (1987) Functional abnormalities of lung surfactant in experimental acute alveolar injury in the dog. Am Rev Respir Dis 136:395–401
117. Litten M (1907) Kontusionspneumonie. Dtsch Med Wochenschr 13:499–502
118. Livingston DH, Richardson JD (1990) Pulmonary disability after severe blunt chest trauma. J Trauma 30:562–567
119. Löhr B, Soder E (1955) Über das Kontusionssyndrom und die funktionellen Spätschäden nach stumpfen Thoraxtraumen. Langenbecks Arch Chir 281:10–17
120. Mandell GL (1988) ARDS, neutrophils, and pentoxifylline. Am Rev Respir Dis 138:1103–1105
121. Marcy TW, Merrill WW, Rankin JA, Reynolds HY (1987) Limitations of using urea to quantify epithelial lining fluid recovered by bronchoalveolar lavage. Am Rev Respir Dis 135:1276–1280
122. Martin LW (1952) Emergency care of the thoracic casualty. New Engl J Med 247:869–877
123. Mason RJ (1987) Surfactant synthesis, secretion, and function in alveoli and small airways. Respiration 51 [Suppl 1]:3–9
124. McCaughey W, Coppel DL, Dundee JW (1973) Blast injuries to the lungs. Anaesthesia 28:2–9
125. Merkle P, Ahrendt J (1985) Funktionelle Untersuchungen beim stumpfen Thoraxtrauma unter besonderer Berücksichtigung der Perfusions- und Ventilationsszintigraphie. Chirurg 56:147–150
126. Milne E, Dick A (1961) Circumscribed intrapulmonary haematoma. Br J Radiol 34:587–595
127. Milholland AV, Cowley RA, Sacco WJ (1979) Development and prospective study of an anatomical index and an acute trauma index. Am Surg 45:246–254
128. Mistretta A, Crimi N, Palermo F, Oliveri R, Vancheri C, Vigneri G, Gibellino F (1989) Lung permeability in smokers after ambroxol treatment. Respiration 55 [Suppl 1]:79–83
129. Moore FA, Moore EE, Haenel JB, Waring BJ, Parsons PE (1989) Post-traumatic pulmonary pseudocyst in the adult: pathophysiology, recognition, and selective management. J Trauma 29:1380–1385
130. Motsay GJ, Alho AV, Schultz LS, Dietzman RH, Lillehei RC (1971) Pulmonary capillary permeability in the post-traumatic pulmonary insufficiency syndrome: comparison of isogravimetric capillary pressures. Ann Surg 173:244–248
131. Moseley RV, Vernick JJ, Doty DB (1970) Response to blunt chest injury: a new experimental model. J Trauma 10:673–683
132. Murray JF, Matthay MA, Luce JM, Flick MR (1988) An expanded definition of the adult respiratory distress syndrome. Am Rev Respir Dis 138:720–723
133. Mutz N, Neumann M, Hörmann Ch, Koller W, Putensen Ch, Putz, G, Benzer H (1990) Verlauf des extravasculären Lungenwassers (EVLW) bei schwerverletzten Intensivpatienten mit und ohne Thoraxtrauma. Anaesthesist 39:535–539
134. Nakhosteen JA, Niederle N, Zavala DC (1989) Atlas und Lehrbuch der Bronchoskopie, 2. Auflage. Springer, Berlin Heidelberg New York Tokyo
135. Nast-Kolb D, Waydhas Ch, Jochum M, Spannagl M, Duswald KH, Schweiberer L (1990) Günstigster Operationszeitpunkt für die Versorgung von Femurschaftfrakturen beim Polytrauma? Chirurg 61:259–265
136. Nichols RT, Pearce HJ, Greenfield LJ (1968) Effect of experimental pulmonary contusion on respiratory exchange and lung mechanics. Arch Surg 96:723–730
137. Notter RH, Taubold R, Mavis RD (1982) Hysteresis in saturated phospholipid films and its potential relevance for lung surfactant function in vivo. Exp Lung Res 3:109–127
138. Nuytinck JKS, Goris RJA, Weerts JGE, Schillings PHM, Schuurmans-Stekhoven JH (1986) Acute generalized microvascular injury by activated complement and hypoxia:

The basis of the adult respiratory distress syndrome and multiple organ failure? Br J Exp Pathol 67:537–548
139. Obertacke U, Joka Th, Zilow G, Kirschfink M, Schmit-Neuerburg KP (1989) The role of C3a in pulmonary alveoli following trauma. Prog Clin Biol Res 308:43–49
140. Obertacke U, Joka Th, Jochum M, Kreuzfelder E, Schönfeld W, Kirschfink M (1991) Posttraumatische alveoläre Veränderungen nach Lungenkontusion. Unfallchirurg 94:134–138
141. Obertacke U, Joka Th, Reuter M, Schmit-Neuerburg KP (1991) Bronchoalveolar lavage. In: Sturm JA (ed) Adult respiratory distress syndrome – An aspect of multiple organ failure. Springer, Berlin Heidelberg New York Tokyo, pp 17–21
142. Obertacke U, Joka Th, Kreuzfelder E (1991) Alveolo-capilläre Albumindurchlässigkeit nach Polytrauma – Monitoring durch bronchoalveoläre Lavage. Pneumologie 45:610–615
143. Oestern HJ, Sturm JA, Nerlich M, Pahlow J (1982) Das Thoraxtrauma bei Schwerverletzten: Auswirkungen und therapeutische Möglichkeiten. Hefte Unfallheilkd 158:380–383
144. Oestern HJ, Tscherne H, Sturm J, Nerlich M (1985) Klassifizierung der Verletzungsschwere. Unfallheilkunde 88:465–472
145. Oestern HJ, Kabus K (1990) Wertigkeit von Scoring-Systemen. Hefte Unfallheilkd 212:71–79
146. Oettinger W, Bach A (1984) Thromboxanfreisetzung während intramedullärer Nagelung von Femurschaftfrakturen bei Patienten. Springer, Berlin Heidelberg New York Tokyo (Chirurgisches Forum '84 für experim und klinische Forschung, S 233–236)
147. Oppenheimer L, Craven KD, Forkert L, Wood LDH (1979) Pathophysiology of pulmonary contusion in dogs. J Appl Physiol 47:718–728
148. Orthner E, Hertz H, Kwasny O (1986) Schockbehandlung vor primärer Oberschenkelmarknagelung. Hefte Unfallheilkd 182:279–284
149. Pape HC, Dwenger A, Regel G, Jonas M, Krumm K, Schweitzer G, Sturm JA (1991) Hat die Lungenkontusion und allgemeine Verletzungsschwere einen Einfluß auf die Lunge nach Oberschenkelmarknagelung? Unfallchirurg 94:381–389
150. Pape HC, Dwenger A, Regel G et al. (1992) Pulmonary damage after intramedullary femoral nailing in traumatized sheep – is there an effect from different nailing methods? J Trauma 33:574–581
151. Payne EM (1909) Contusion of the lung without external injuries. Br Med J 1:139–142
152. Pepe PE, Potkin RT, Holtman D, Hudson LD, Carrico CJ (1982) Clinical predictors of the adult respiratory distress syndrome. Am J Surg 144:124–129
153. Pesenti A (1990) Target blood gases during ARDS ventilatory management. Int Care Med 16:349–351
154. Peters RM (1985) Thoraxtrauma. In: Moser KM, Spragg RG (Hrsg) Pneumologische Notfälle. Enke, Stuttgart, S 122–133
155. Petty TL, Reiss OK, Paul GW, Silvers GW, Elkins ND (1977) Characteristics of pulmonary surfactant in adult respiratory distress syndrome associated with trauma and shock. Am Rev Respir Dis 115:531–536
156. Petty TL (1988) ARDS: Refinement of concept and redefinition. Am Rev Respir Dis 138:724
157. Petty TL, Fowler AA (1982) Another look at ARDS. Chest 82:98
158. Pinilla JC (1982) Acute respiratory failure in severe blunt chest trauma. J Trauma 22:221–226
159. Pison U, Seeger W, Buchhorn et al. (1989) Surfactant abnormalities in patients with respiratory failure after multiple trauma. Am Rev Respir Dis 140:1033–1039
160. Pison U, Gono E, Joka Th, Obertacke U, Obladen M (1986) High-performance liquid chromatography of adult human bronchoalveolar lavage: Assay for phospholipid lung profile. J Chromatogr 377:79–89

161. Pison U, Tam EK, Caughey GH, Hawgood S (1989) Proteolytic inactivation of dog lung surfactant-associated proteins by neutrophil elastase. Biochim Biophys Acta 992:251–257
162. Prien T, Strohmaier W, Gasser H, Richardson JA, Traber DL, Schlag G (1989) Normal phosphatidylcholine composition of lung surfactant 24 hours after inhalation injury. J Burn Care Rehabil 10:38–44
163. Ratliff JL, Fletcher JR, Kopriva CJ, Atkins C, Aussen JW (1971) Pulmonary contusion. J Thorac Cardiovasc Surg 62:638–644
164. Regel G, Neumann C, Bosch U, Sturm JA (1986) Initial evaluation of lung contusion severity by bronchoscopy – effect on therapeutic approach? Int Care Med 12 [Suppl]:233
165. Regel G, Sturm JA, Neumann C, Bosch U, Tscherne H (1987) Bronchoskopie der Lungenkontusion bei schwerem Thoraxtrauma. Unfallchirurg 90:20–26
166. Regel G, Sturm JA, Friedl HP, Nerlich M, Bosch U, Tscherne H (1988) Die Bedeutung der Lungenkontusion für die Letalität nach Polytrauma. Chirurg 59:771–776
167. Regel G, Dwenger A, Schweitzer G, Sturm JA (1990) Cellular mechanisms contributing to the development of ARDS following lung contusion. Theor Surg 5:180–184
168. Reid JM, Baird WLM (1965) Crushed chest injury: some physiological disturbances and their corrections. Br Med J 1:1105–1109
169. Reineboth D (1901) Experimentelle Studien über Brustcontusionen. Dtsch Arch Klin Med 69:144–154
170. Rennard SI, Basset G, Lecossier S, O'Donnel KM (1986) Estimation of volume of epithelial lining fluid recovered by lavage using urea als marker of dilution. J Appl Physiol 60:532–538
171. Reynolds HY (1987) Bronchoalveolar lavage – state of art. Am Rev Respir Dis 135:250–263
172. Reynolds HY, Newball HH (1974) Analysis of proteins and respiratory cells obtained from human lungs by bronchial lavage. J Lab Clin Med 84:559–573
173. Richardson JD, Woods D, Johanson WG, Trinkle JK (1979) Lung bacterial clearence following pulmonary contusion. Surgery 86:730–735
174. Richardson JD, Adams L, Flint LM (1982) Selective management of flail chest and pulmonary contusion. Ann Surg 196:481–487
175. Robbins RA, Russ WD, Rasmussen JK, Clayton MM (1987) Activation of the complement system in the adult respiratory distress syndrome. Am Rev Respir Dis 135:651–658
176. Roscher R (1974) Über die stumpfe Lungenverletzung (Lungenkontusion). Dtsch Med Wochenschr 99:1013–1016
177. Roscher R, Bittner R, Stockmann U (1974) Pulmonary contusion. Arch Surg 109:508–510
178. Rutherford RB, Valenta J (1971) An experimental study of „traumatic wet lung". J Trauma 11:146–166
179. Sachs L (1992) Angewandte Statistik 7. Aufl. Springer, Berlin Heidelberg New York Tokyo, S 183/597
180. Schild H, Strunk H, Stoerkel S et al. (1986) Computertomographie der Lungenkontusion. Fortschr Röntgenstr 145:519–526
181. Schlag G, Voigt WH, Redl H, Glatzl A (1980) Vergleichende Morphologie des posttraumatischen Lungenversagens. Anästh Intensivther Notfallmed 15:315–339
182. Schlag G, Redl H (1985) Morphology of the microvascular system in shock: lung, liver, and skeletal muscles. Crit Care Med 13:1045–1049
183. Schlag G, Redl H, Buchinger W, Dinges HP (1992) Pathophysiologie der Lungenkontusion. Hefte Unfallheilkd 223:13–19
184. Schüller W, Gaudernak T (1986) Lungenkomplikationen nach Oberschenkelmarknagelung. Hefte Unfallheilkd 182:273–278
185. Schweisfurth H, Breuer J, Westerdick M (1990) Bronchoalveoläre Lavage. Dustri, München

186. Sealy WC (1949) Contusions of the lung from nonpenetrating injuries to the thorax. Arch Surg 59:882–887
187. Seeger W, Lepper H, Wolf HRD, Neuhof H (1985) Alteration of alveolar surfactant function after exposure to oxidative stress and to oxygenated and native arachidonic acid in vitro. Biochim Biophys Acta 835:58–67
188. Seeger W, Stöhr G, Wolf HRD, Neuhof H (1985) Alteration of surfactant function due to protein leakage: special interaction with fibrin monomer. J Appl Physiol 58:326–338
189. Seeger W, Walmrath D, Menger M, Neuhof H (1986) Increased lung vascular permeability after arachidonic acid and hydrostatic challenge. J Appl Physiol 61:1781–1789
190. Seeger W, Hartmann R, Neuhoff H, Bhakdi S (1989) Local complement activation, thromboxane-mediated vasoconstriction, and vascular leakage in isolated lungs. Am Rev Respir Dis 139:88–99
191. Seeger W, Hübel J, Klapettek K, Pison U, Obertacke U, Joka Th, Roka L (1991) Procoagulant activity in bronchoalveolar lavage of severely traumatized patients – relation to the development of acute respiratory distress. Thromb Res 61:53–64
192. Seeger W (1992) Behandlung des ARDS – Gesicherte Konzepte und therapeutische Perspektiven. Intensivmedizin 29:201–218
193. Seibel R, Laduca J, Hasset JM, Babikan G, Mills B, Border D, Border JR (1985) Blunt multiple trauma, femur traction and the pulmonary failure-septic state. Ann Surg 202:283–295
194. Shaw JO, Wetsel RA, Kolb WP (1985) Complement and the lung. In: Zapol WM, Falke KJ (eds) Acute respiratory failure. Dekker, New York Basel, pp 407–433
195. Shulman HS, Samuels TH (1983) The radiology of blunt chest trauma. J Assoc Can Radiol 34:204–217
196. Staub NC, Bland RD, Brigham KL, Demling RH, Erdmann AJ, Woolverton WC (1975) Preparation of chronic lung lymph fistulas in sheep. J Surg Res 19:315–320
197. Staub NC (1978) Pulmonary edema due to increased microvascular permeability to fluid and protein. Circ Res 43:143–151
198. Stevens JH, Raffin TA (1984) ARDS: I. Aetiology and mechanisms. Postgrad Med J 60:505–513
199. Stockmann U, Roscher R (1977) Lungenkontusion nach stumpfem Thoraxtrauma – ein experimentelles Modell. Thoraxchirurgie 25:211–213
200. Streicher HJ (1968) Lungenverschattungen nach Thoraxkontusionen. Hefte Unfallheilkd 94:95–98
201. Strohmaier W, Redl H, Schlag G (1990) Studies of the potential role of a semisynthetic surfactant preparation in an experimental aspiration trauma in rabbits. Exp Lung Res 16:101–110
202. Stulz P, Schmitt HE, Hasse J, Grädel E (1984) Traumatic pulmonary pseudocysts and paramediastinal air cyst: two rare complications of blunt chest trauma. J Trauma 24:850–853
203. Sturm JA, Oestern HJ, Nerlich ML, Lobenhoffer P (1984) Die primäre Oberschenkelosteosynthese beim Polytrauma: Gefahr oder Gewinn für den Patienten? Langenbecks Arch Chir 364:325–327
204. Sturm JA (1985) Traumatischer Schock und die Lunge: Gefäßschädigung und Volumentherapeutika im Experiment. Springer, Berlin Heidelberg New York Tokyo (Anaesthesiologie und Intensivmedizin, 166)
205. Sturm JA, Wisner DH, Oestern HJ, Kant CJ, Tscherne H, Creutzig H (1986) Increased lung capillary permeability after trauma: a prospective clinical study. J Trauma 26:409–418
206. Sturm JA, Regel G, Tscherne H (1991) Der traumatisch-hämorrhagische Schock. Chirurg 62:775–782
207. Sturm JA (1991) Adult respiratory distress syndrome: An aspect of multiple organ failure. Springer, Berlin Heidelberg New York

208. Svennevig JL, Bugge-Asperheim B, Geiran O, Vaage J, Pillgram-Larsen J, Fjeld NB, Birkeland S (1985) High-dose corticosteroids in thoracic trauma. Acta Chir Scand [Suppl] 526:110–119
209. Till GO, Ward PA (1986) Systemic complement activation and acute lung injury. Fed Proc 45:13–18
210. Thompson BM, Finger W, Tonsfeldt D et al. (1986) Rip radiographs for trauma: useful or wasteful? Ann Emerg Med 15:261–265
211. Tomlanovich MC (1983) Pulmonary parenchymal injuries. Emerg Med Clin North Am 1:379–392
212. Tranbaugh RF, Elings VB, Christensen J, Lewis FR (1982) Determinants of pulmonary interstitial fluid accumulation after trauma. J Trauma 22:820–826
213. Trentz OA, Hempelmann G, Trentz O, Mellmann J, Stender H-St, Oestern H-J (1980) Hämodynamik, Gasaustausch und radiologische Lungenbefunde bei Mehrfachverletzten mit stumpfem Thoraxtrauma. Anaesthesist 29:468–474
214. Trinkle JK, Furman RW, Hinshaw MA, Bryant LR, Griffen WO (1973) Pulmonary contusion. Ann Thorac Surg 16:568–573
215. Trunkey DD, Lewis FR (1980) Chest trauma. Surg Clin North Am 60:1541–1549
216. Tumbleson ME (1986) Swine in biomedical research, vol 1. Plenum, New York
217. Ueker RA (1985) Erfahrungen in der Therapie der Lungenkontusion. Zentralbl Chir 110:849–856
218. Vaughan TR, Ullyot DJ, Staub NC (1973) Interstitial albumin concentration in the human lung. Clin Res 21:673
219. Vaughan TR, Erdmann AJ, Brigham KL, Woolverton WC, Staub NC (1974) Pulmonary transcapillary albumin flow: effect of high pressure and increased permeability. Am Rev Respir Dis 109:692–693
220. Wagner RB, Crawford WO, Schimpf PP (1988) Classification of parenchymal injuries of the lung. Radiology 167:77–82
221. Walz M, Muhr G (1992) Die kontinuierlich wechselnde Bauch- und Rückenlagerung beim akuten Lungenversagen. Chirurg 63:931–937
222. Wawersik J (1971) Prognose, klinisches Erscheinungsbild und Therapie der Thoraxkontusion. Langenbecks Arch Chir 329:190–201
223. Weigelt JA, Chenoweth DE, Borman KR, Norcross JF (1988) Complement and the severity of pulmonary failure. J Trauma 28:1013–1019
224. Weiland JE, Davis WB, Holter JF, Mohammed JR, Dorinsky PM, Gadek JE (1986) Lung neutrophils in adult respiratory distress syndrome. Am Rev Respir Dis 133:218–225
225. Weiler JM, Linhardt RJ (1991) Antithrombin III regulates complement activity in vitro. J Immunol 146:3889–3894
226. Wenda K, Ritter G, Degreif J, Rudigier J (1988) Zur Genese pulmonaler Komplikationen nach Marknagelosteosynthesen. Unfallchirurg 91:432–435
227. Wenda K, Ritter G, Ahlers J, von Issendorf WD (1990) Nachweis und Effekte von Knochenmarkeinschwemmungen bei Operationen im Bereich der Femurmarkhöhle. Unfallchirurg 93:56–61
228. Wilke A, Müller BV, Wichert P (1987) Ambroxol increases the choline but not fatty acid incorporation into lung phospholipids in experimental lung disorders. Respiration 52:129–136
229. Williams JR, Stembridge VA (1964) Pulmonary contusion secondary to nonpenetrating chest trauma. Am J Roentgenol 91:284–289
230. Winsel K (1992) Antioxidative und entzündungshemmende Eigenschaften von Ambroxol. Pneumologie 46:461–475
231. Wiot JF (1975) The radiologic manifestations of blunt chest trauma. J Am Med Assoc 231:500–503
232. Wright JR, Clements JA (1987) Metabolism and turnover of lung surfactant. Am Rev Respir Dis 135:426–444

233. Zabel P, Schlaak M (1993) Tumor Nekrose Faktor alpha bei Lungenerkrankungen. Pneumologie 47:49–52
234. Zandstra DF, Stoutenbeck ChP (1988) Monitoring differential CO_2 excretion during differential lung ventilation in asymmetric pulmonary contusion. Clinical implications. Intens Care Med 14:106–109
235. Zenker R (1956) Die geschlossenen und offenen Verletzungen der Lunge und des Brustfells. Langenbecks Arch Klin Chir 284:152–170
236. Zierott G, Schröder L (1979) Klinische Schweregrade der Lungenkontusion. Prax Pneumol 33:436–438
237. Zilow G, Joka Th, Obertacke U, Rother U, Kirschfink M (1992) Generation of anaphylatoxin C3a in plasma and bronchoalveolar lavage fluid in trauma patients at risk for the adult respiratory distress syndrome. Crit Care Med 20:468–473
238. Zuckerman S (1940) Experimental study of blast injuries to the lung. Lancet II:219–224
239. Zumtobel V, Standfuss H, Haffner G (1971) Die Bedeutung der Lungenkontusion für die Prognose des Kombinationstraumas. Langenbecks Arch Chir 329:210

Sachverzeichnis

AIS 12, 17, 18, 32

Bronchoalveoläre Lavage (BAL) 18, 21, 28, 34, 68, 72
   Qualitätsanforderungen 20, 22, 43
   Technik 20
Bronchoskopie 4, 9, 28

Contre-Coup 3, 12, 73

Epithelial Lining Fluid (ELF) 22, 29

Gerinnungsaktivierung 55, 57, 65, 73

ISS 17, 18, 32

Komplementaktivierung 33, 55, 57, 65, 68, 73
Kontusionspneumonie 1, 3, 4
Kontusionssyndrom 4

LNPI 28, 65, 67
Lungenkontusion 1, 14, 26, 70, 76
   Computertomographie 2, 9, 12, 13
   Diagnose 1, 19, 77
   Entität 1, 3
   experimentelle Ergebnisse 3, 4, 7, 10, 11, 12

Komplikationen 2, 68
Letalität 1, 5, 6, 32, 68
Ödem 4, 5, 7, 9, 15, 69
Permeabilität 12, 14, 22, 34, 35, 39, 58, 59, 64, 69, 70
Röntgen 3, 4, 5
Schweregradeinteilung 5, 9, 12, 77
stummes Intervall 3, 4, 7, 8
Surfactant 7, 22, 39, 58, 64, 69
systemische Reaktionen 15, 65, 73
Therapie 7, 14, 74

MOV 17, 32, 68

Normalprobanden 21, 23

PMN 13, 20, 22, 33, 34, 35, 55, 68, 70, 71
Progressives Lungenversagen 5, 33, 68
PTS 12, 34

Surfactantfunktion 22, 29, 39, 59, 63, 64, 72
Surfactantphospholipidspektrum 22, 29, 34, 58, 72

TAT 28, 29, 58, 67
TCC 28, 29, 56, 66
Traumatic Wet Lung 4